Gluten - sam o sobie

Aleksander Wójcik

Gluten, sam o sobie.

Autor: **Aleksander Wójcik**

Wydawca:

AHR Sp.z.o.o.

Zurada ul.Wierzbie 21

32 -300 Olkusz

Tel +48 602 433 141

Poland

ISBN 978-83-943201-3-3

Okładkę i szatę graficzną wykonał: Michał Stach

Informacje na temat zakupu hurtowego publikacji:

e-mail AHR2017@wp.pl; aleksander@wójcik.com.pl

Nota prawna:

Przedstawione informacje są dokładne, zgodnie z naszą najlepszą wiedzą i przekonaniem oraz dokładnie sprawdzone. Przedstawione wyniki badań, metody i sugestie reprezentują opinię lub doświadczenie osób ich przeprowadzających. Autor i wydawca nie ponosi odpowiedzialności za jakiekolwiek szkody wynikające bezpośrednio lub pośrednio ze stosowania przedstawionych wniosków i praktycznych porad.

Ta książka pod żadnym pozorem nie może zastąpić diagnozy lub leczenia przez lekarza.

Wiedza zawart w tej pozycji jest opublikowana w celu informacyjnym i nie może być traktowana, jako indywidualna porada lecznicza. Zalecamy, aby przed rozpoczęciem jakiejkolwiek kuracji, skonsultować się z lekarzem lub terapeutą. Wydawca i autor nie ma intencji wchodzenia ze swoimi Czytelnikami w relację lekarz – pacjent. Wydawca nie odpowiada za niezawodność, skuteczność ani za poprawne korzystanie z informacji zawartych w tej publikacji, ani za problemy zdrowotne, które mogą wystąpić na skutek omawianych terapii.

Od autora:

W ostatnich czasach coraz więcej osób zaczyna doświadczać przykrej dolegliwości jaką jest nietolerancja glutenu. Czym jest gluten?

Gluten jest białkiem, które w dobie dzisiejszej jest obecne w zbożach, a tym samym w większości produktów spożywczych. Jeśli organizm go nie toleruje, może dojść do poważnych konsekwencji zdrowotnych związanych z zanikaniem kosmków jelitowych. W takiej sytuacji zaburzone zostaje wchłanianie składników odżywczych, co prowadzi do niedoborów pokarmowych. Jedynym wyjściem jest ścisłe stosowanie się do diety bezglutenowej, która bez wątpienia jest pewnym wyzwaniem, często jednak koniecznym z uwagi na własne zdrowie.

Moją pracę rozpoczyna omówieniem tego zagadnienia. Zostaną wskazane źródła glutenu, ze szczególną koncentracją na najpopularniejszym zbożu, jakim jest pszenica. W kolejnej części wskaże, jakie zagrożenie dla naszego zdrowia ma spożywanie pszenicy oraz dlaczego na jej dzikie odmiany nie można polecać osobom wrażliwym na gluten. Świadomość zagrożeń, jakie niesie nadmierna konsumpcja zmienionych zbóż, pobudza coraz więcej osób do unikania glutenu. Czy słusznie? Zwłaszcza, gdy taka postawa wzbudza najwięcej kontrowersji u niedoinformowanej części społeczeństwa.

Kolejnym zagadnieniem jaki wiąże się z glutenem jest bez wątpienia jedna z coraz lepiej zbadanych chorób – celiakia. Czym się charakteryzuje i dlaczego niesie wiele zagrożeń – przedstawimy w dalszej części pracy. Omówione zostaną dwie postacie i zasięg wystąpienia tego problemu zdrowotnego.

Podam też konkretne zasady i reguły, by osoby cierpiące na nietolerancję glutenu oraz celiakię, cieszyły się w miarę dobrym samopoczuciem. Wiem, że na początku z trudem przychodzi stosowanie nowej diety, niemniej jednak z czasem nabiera się wprawy w wyborze właściwych produktów – zaprezentowane ich zestawienie pozwala ustalić, iż gluten może być obecny w wyrobach, które nawet nie przychodzą na myśl.

Publikacja ta pozwoli czytelnikowi odpowiedzieć samemu sobie na pytania:

Czy gluten wpływa negatywnie na moje zdrowie?

Czy należy uznać ten temat za teorię spiskową?

Mam nadzieję, iż moja wiedza, którą posiadłem po przeanalizowaniu wielu publikacji naukowych, książek popularnonaukowych, których autorzy sami przestrzegają na co dzień zaleceń diety bezglutenowej, dostarczy wskazówek, które mogą okazać się niezwykle cenne dla czytelnika.

Zapraszam do lektury

Aleksander Wójcik

Autor

I. Nazywam się gluten.

Przez wiele lat uważany byłem za jedno z niezbędnych białek, które pozwalało gospodyniom domowym wytwarzać pyszne potrawy. Zdarzały się wprawdzie osoby, które mnie nie tolerowały, ale były to wyjątki. Jestem niepozornym i nieśmiałym białkiem, które dla niepoznaki chowa się w zbożach – najczęściej i najwięcej przebywam w pszenicy, choć można mnie też znaleźć w życie, pszenżycie i orkiszu. Tak, więc spotkać mnie można pod wieloma postaciami, bułeczek, ciasteczek, makaronów itd. By to wymienić wszystkie – szkoda czasu.

Przez lata wiodłem spokojne życie, do czasu gdy posądzono mnie o zbrodnię.

Zapytasz jaką?

Odpowiem szybko CELIAKĘ.

Pewni naukowcy – i jak się okazuje oskarżyciele – przypisali mi przyczynę wywołującą celiakię. Jakobym ja był winien, że nie wszyscy tolerują moją obecność w swoich potrawach. Jakobym poprzez swój charakter powodował zaburzenia we wchłanianiu podstawowych składników odżywczych, a tym samym do powstawania ich niedoborów. I niby ja mam być przyczyną wielu zgonów spowodowanych przez te niedobory.

Ja się nikomu nie narzucam, siedzę sobie cichutko. Jak ktoś nie toleruje mojej obecności, to przecież łatwo może mnie ignorować. Wystarczy, że przestanie się ze mną kontaktować, zmieni dietę. Ja się nie obrażę, jeżeli jemu będzie tak lepiej – jest to jego wybór i jego zdrowie.

Najlepiej zacznę moją opowieść od początku (no może nie tak od razu).

II. Moja szkodliwa działalność?

W ostatnich latach bardzo często obwiniano mnie o moją szkodliwą działalność. W dużej mierze ukrywałem się w pszenicy, choć mam także inne kryjówki. Do niedawna przepędzano mnie z diety osób, które mnie nie tolerowały – były to jednostki, które zamiast mnie miały upodobanie w nierozpoznanej i przez to zabójczej celiaki. Jakbym ja był o nią zazdrosny.

No, cóż ja i celiakia, gdy się spotkamy, jesteśmy zakochani na śmierć w sobie. By nie tracić w ogniu naszej miłości przyjaciół – na siłę muszą nas rozdzielać. Przez lata ich próby polegały na oddzieleniu nas poprzez budowanie murów z diet i truciu mojej ukochanej celiaki np. ryżową papką.

Przeszedłem do podziemia i w mojej zazdrości zaatakowałem z ukrycia. Przecież nie mogę żyć bez mojej ukochanej. Spotykam się z nią coraz częściej w ukryciu. Ona zmieniła nazwę i teraz nazywa się dla postronnych osób nietolerancją na mnie. No, ale musimy się kryć przed światem, by nie zniszczyli naszej miłości.

Mody dietowe, jak liczni lekarze nazywali bezglutenowych (nazwanych dla uczczenia mojego imienia), zaczęto stosować w większym zakresie. Chcą mnie odizolować od znajomych ale...

Jedni naukowcy mówią o mojej szkodliwej działalności, natomiast inni nazywają to nowym ekologicznym trendem – inaczej mówiąc modą na niszczenie mnie. Ja osobiście twierdzę, że jest to kolejny modny trend w modzie na odżywianie się zgodnie z naturą. Sami naukowcy sprowadzili mnie do takiego stopnia nerwowości, ale o tym opowiem później.

Cóż mogę powiedzieć o osobach, które ulegają modzie na dietę bez mojego imienia? Wydaje mi się, że jest to moda na naśladowanie różnego rodzaju celebrytów, działanie na pokaz, czy inaczej mówiąc fanatyzm żywieniowy. No przecież słyszę zewsząd głosy, że stosowanie diety bez mojej obecności szkodzi organizmowi osobom, które nie goszczą mojej ukochanej celiaki. Niektórzy twierdzą, że poprzez takie działanie ograniczają możliwość wchłaniania witamin w grupy B – a są one w dużym stopniu obecne w zbożach.

Dla innych unikanie mnie stanowi pewną wartościową formę profilaktyki zdrowotnej – niejako sposobem na uniknięcie w przyszłości poważnych problemów zdrowotnych. Osoby związane z moją celiakią, unikają mnie z powodów terapeutycznych. Taka dieta beze mnie pozwala im funkcjonować bez odczuwania konsekwencji mojej obecności.

Jak zatem jest naprawdę?

Czy można traktować mnie jako spiskowca (zgodnie z teoriami spiskowymi)?

Najlepiej przyjrzyjmy się temu, co o mnie piszą osoby, które mnie znają - naukowcom, którzy publikują swoje badania oraz osobą, które zerwały ze mną kontakt stosując odpowiednią dietę.

Przeglądając ostatnio internet natknąłem się na wiele publikacji dotyczących diet niezawierających mnie. Przepisów, które promują sposoby zastąpienia zbóż powszechnie stosowanych w kuchni. To są opinie zarówno ekspertów, którzy mnie dobrze zaznają, jak również zwykłych laików.

Osobą, która dobrze mnie poznała jest amerykański kardiolog William Davis. Wstrząsnął on światem dietetyków swoimi książkowymi publikacjami *Dieta bez pszenicy* , *Kuchnia bez pszenicy*, a New York Timmes umieścił je na swojej liście bestselerów. Poglądy na mój temat wygłaszane w tych publikacjach poparte są dogłębną analizą. Dr Davis wykazuje w nich szkodliwość najpopularniejszego zboża jakim obecnie jest pszenica. Analiza historyczna spożywania produktów z tego zboża oraz zmiany jakie w nim zaszły pozwalają twierdzić, iż dzisiejsza jego postać nie jest solidną podstawą, a dzisiejszy chleb nie jest zdrowym chlebem powszechnym. By producentom żywności przynieść jak największe zyski, przy minimalnych kosztach, współczesna genetyka stworzyła znaną nam pszenicę. W efekcie to zboże stało się wszechobecnym składnikiem ludzkiej diety. Sprawia ona , że poziom glukozy we krwi wzrasta gwałtowniej niż po zjedzeniu cukru. Potrafi uzależnić, co doprowadza do ciągłego uczucia głodu i przejadania się, a także zmęczenia. Wieloletnie obserwacje pacjentów oraz analiza badań klinicznych pozwoliły dr Davisowi przedstawić korzyści jakie otrzymamy po odstawieniu produktów zawierających pszenicę. Należą do nich między innymi: stała utrata wagi, złagodzenie zespołu metabolicznego i cukrzycy typu II, pozbycie się problemów jelitowych, obniżenie poziomu cholesterolu, poprawa gęstości kości, zniknięcie dolegliwości skórnych (łuszczyca, afty, łysienie), ograniczenie stanów zapalnych i bólów gośćcowych. Te starannie udokumentowane publikacje skłaniają do zastanowienia się na dietą jaką stosują ludzie oraz oferuje nowy punkt widzenia na problemy zdrowotne naszych czasów.

Z kolei dr David Perlmutter porusza ten aktualny temat w swojej książce *Grain brain* (*Ziarno a mózg*). Autor jest neurologiem z wieloletnią praktyką i zebrane spostrzeżenia dotyczące glutenu prezentuje w oparciu o własną pracę z pacjentami oraz na podstawie najnowszych badań naukowych. Wykazuje, że pszenica wpływa negatywnie na nasze zdrowie, zwłaszcza na procesy myślowe i pamięć. To zmienione genetycznie zboże powoli zagraża funkcjonowaniu mózgu. Skutkiem są chroniczne bóle głowy, znaczne zaburzenia snu, zaniki pamięci czy choroba Alzheimera. Dzięki lekturze tej pozycji czytelnik może poznać alternatywne sposoby odżywiania, które są wsparciem dla pracy mózgu i przyczyniają się do jego sprawnego działania, aż do późnej starości.

Według zaleceń lekarzy i dietetyków zboża powinny stanowić podstawę naszej diety. Ukazuje to poniższa piramida żywieniowa:

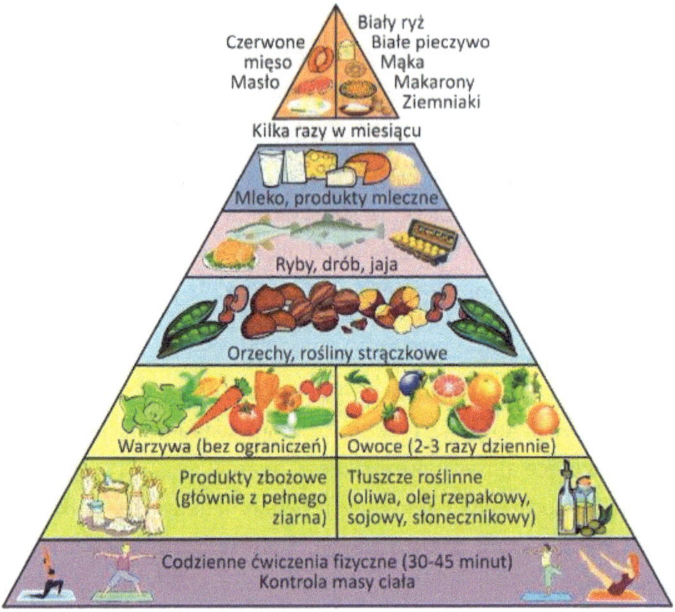

RYSUNEK 1 PIRAMIDA ŻYWIENIOWA

Cóż mogę powiedzieć, ta piramida bardzo mi się podoba. Jednak niezależny francuski ekspert z zakresu zdrowia i żywienia Julien Venesson przeprowadził badania, które negują tę piramidę. Wykazuje on odmienną prawidłowość. Swoje spostrzeżenia, na moje nieszczęście zawarł w publikacji *Gluten: comment le blé moderne nous intoxique* (*Gluten, jak współczesna pszenica nas zatruwa*). Tłumaczy w niej, przyczyny wzrostu nietolerancji na mnie (w latach 1970-2010 aż 10 krotnie). Opisuje też, jak współczesna pszenica ulegała wielu manipulacjom, aż powstał produkt genetycznie modyfikowany. Powołuje się ona na badania przeszło 400 danych naukowych i wywiadów z badaczami, którzy twierdzą, że po wyeliminowaniu pszenicy i innych zbóż z jadłospisu ludzi, zaobserwowali u siebie wiele korzyści zdrowotnych.

Dlaczego?

Obecny sposób uprawy zbóż spowodował , iż zawierają one podwyższone ilości glutenu, czyli mnie - białka, którego organizm ludzki nie chce tolerować. Na zachodzie Europy coraz więcej jej mieszkańców wykazuje wrażliwość na gluten obecny w pożywieniu. W rezultacie pojawiają się problemy z trawieniem pokarmów, bóle głowy, chroniczne zmęczenie, zaburzenia psychiczne, czy choroby autoimmunologiczne[1] takie jak cukrzyca, stwardnienie rozsiane, artretyzm, choroba Leśniowskiego - Crohna, bulimia, egzemy itd.

Wspomniałem tu o publikacjach książkowych, które są bardzo popularne, ale nie są one jedynymi źródłami prezentującym stanowisko wprowadzenia diety bezglutenowej dla wszystkich ludzi bez względu na konkretne zalecenia medyczne. Liczne publikacje naukowe, portale internetowe traktują coraz dokładniej ten temat i wykazują szkodliwość glutenu w diecie. To problem o szerokiej skali. Wyłączenie produktów zawierających gluten może przyczynić się nie tylko do poprawy samopoczucia, ale również do wyciszenia lub eliminacji chorób, na które rzekomo nie ma lekarstwa.

[1] Choroby autoimmunologiczne, choroby autoimmunizacyjne – grupa chorób, w patogenezie, których układ immunologiczny (odpornościowy) organizmu niszczy własne komórki i tkanki. U podłoża chorób autoimmunologicznych leży proces nazywany autoimmunizacją. Choroby autoimmunologiczne spowodowane są błędami w uzyskiwaniu kompetencji przez limfocyty w narządach limfoidalnych. Przez barierę szpikową przechodzą limfocyty nie posiadające właściwych antygenów zgodności tkankowej. Efektem takiej dysfunkcji jest atakowanie własnych komórek, uznawanych przez układ odpornościowy za ciała obce.

III. NA TROPIE TAJEMNICZEGO GLUTENU

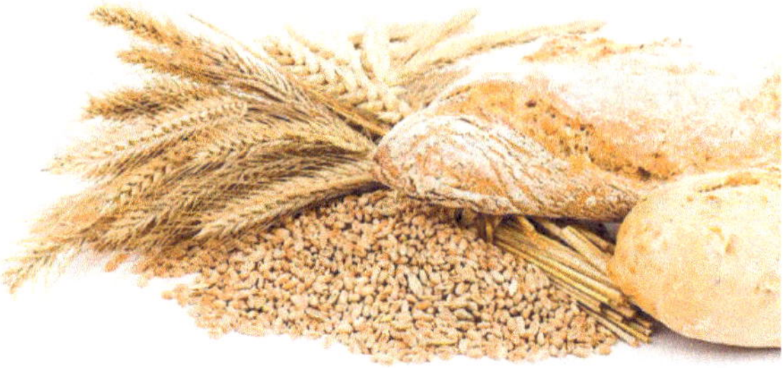

W pierwszym rozdziale opowiedziałem trochę o sobie, teraz przybliżę trochę więcej informacji.

Jestem białkiem roślinnym, występującym w zbożach, pszenicy, orkiszu, życie, pszenżycie, owsie i jęczmieniu. Nadaję ciastu wyjątkową cechę lepkości i sprężystości[2], dlatego jest ono rozciągliwe oraz łatwe do formowania. Mimo tych moich pozytywnych cech w sferze kulinarnej, należę do najbardziej szkodliwych białek w diecie człowieka. Ciasta i ciasteczka to nie jedyne produkty, w których można mnie znaleźć, dodawany jestem także do innych przetworów spożywczych jak sosy, zupy błyskawiczne, wyroby garmażeryjne, sery, jogurty, zupy w proszku, gumy do żucia, mrożonki, czy niektóre suszone owoce.

Wydzielić mnie można w warunkach laboratoryjnych z mąki bardzo prosto. Otrzymuje się mnie w wyniku wymycia skrobi z surowego ciasta. W taki sposób określana jest wielkość mojej obecności w mące. Bo przecież sami ludzie zmieniali moich sąsiadów (zbiorowisko białek) poprzez liczne manipulacje genetyczne, obecne w nim gluteniny[3], które warunkują właściwości ciasta, stały się ich podstawą. W celu

[2] Należy zwrócić uwagę na fakt, że bez glutenu mąka nie „klei się". Zatem do wypieków bezglutenowych dodawane są inne „kleje", najczęściej gumy – guar, arabska, karaya, gella, czy inne dodatki pomiędzy E400 a E421.

[3] Gluteliny – białka pełniące role zapasowe, podobne do prolamin, obecne w bielmie nasion niektórych traw. Stanowią 35-45% masy białek mąki. Zawierają dużo kwasu glutaminowego, asparaginowego, argininy i proliny, za to mało lizyny, tryptofanu i metioniny. Są nierozpuszczalne w wodzie, za to rozpuszczalne w rozcieńczonych kwasach, zasadach, roztworach detergentów, związkach redukujących

uzyskania pożądanych cech, genetycy tworzyli nowe odmiany przez krzyżowanie ze sobą dostępnych szczepów pszenicy, a także z trawami z nią niespokrewnionymi. Posługiwali się też związkami chemicznymi i promieniowaniem, aby dokonywać mutacji w gluteninach.

Ponadto produkty z zawartością zbóż, w których pomieszkuję, zawierają opioidy pokarmowe, czyli substancje uzależniające stopniowo mózg człowieka. Dlatego tak trudno jest poskromić apetyt na bułeczki, ciasteczka czy pizzę.

Naukowcy stwierdzają, iż ze zdrowotnego punktu widzenia nie wykazują żadnych pozytywnych właściwości. Natomiast wskazują na moje liczne wady. Jedną z nich jest sposobność sklejania skrobi i błonnika w nierozpuszczalne, to znaczy nietrywialne grudki, które zbijają się w duże, zwarte grudy prowadzą do zatwardzenia stolca. U osób z nietolerancją na mnie często dochodzi do podrażnienia nabłonka w strefie wchłaniania, po czym następuje prawidłowa reakcja obronna organizmu w postaci przyspieszonej perystaltyki jelit. Dzięki temu częściowo strawiona masa pokarmowa (zanim zostanie wchłonięta i odwodniona) wędruje do jelita grubego, gdzie tworzy raj dla drożdżaków bytujących w takim podłożu – półpłynnym i bogatym w cukry proste (ze strawionej skrobi), które podczas fermentacji przetwarzają się na alkohol.

Jak niekorzystny wpływ wywieram na śluzówkę przewodu pokarmowego, świadczy fakt, iż hemoroidy bardzo trudno jest wyleczyć osobom spożywającym pokarmy glutenowe. Natomiast po wyeliminowaniu mnie z diety – dolegliwość ta ustępuje samoistnie.

(beta-merkaptoetanol) czy czynnikach chaotropowych (stężony roztwór mocznika).
Glutenina, składnik glutenu, jest najbardziej powszechną gluteliną obecną w pszenicy i odpowiedzialną za właściwości piekarskie mąki. Zidentyfikowano także gluteliny z jęczmienia i żyta.

1. DLACZEGO PSZENICA ZAJMUJE CZOŁOWE MIEJSCE NA CZARNEJ LIŚCIE?

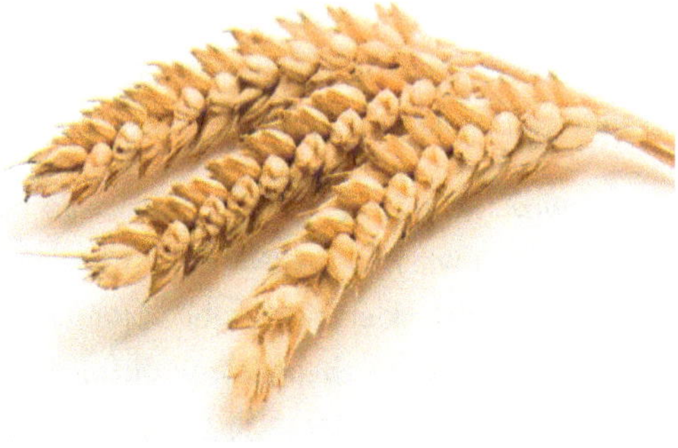

Moim głównym domem jest pszenica, dlatego zajmuje ona wiodącą pozycję na liście produktów niewskazanych, do wykluczenia.

W śród wszystkich zbóż pszenica wyróżnia się tym, że jest najpopularniejszym ziarnem, a co za tym idzie została zmieniona najbardziej. Naukowcy wyremontowali moją główną siedzibę (pszenicę) do tego stopnia, że nie przypomina ona tej z przed stu lat. Jest ona efektem technicznych możliwości genetyków rolniczych jeszcze z czasów poprzedzających epokę inżynierii genetycznej przy użyciu metody splicingu do wstawiania lub usuwania jakiegoś genu. Stosując metody hodowlane, które poprzedzają modyfikacje genetyczne, nie można było kontrolować, które geny zostały zmienione, a jakie sekwencje genetyczne powstały przez przypadek. Naukowcy szukali bowiem cech istotnych z punktu widzenia ich zainteresowań, takich jak mniejsza wysokość albo wyższe plony. Nie brano pod uwagę, jaki wpływ na ludzi będzie miało nowe ziarno. Obecnie pszenica zajmuje coraz więcej miejsca, a wraz z nią ja w menu ludzi, niż było w niej pierwotnie. Krzyżowanie i selekcjonowanie odmiany pszenicy zawierającej jak najwięcej mnie (glutenu) doprowadziło do wytwarzania coraz okazalszych chlebów. Wyjątkowe bogactwo glutenu w nowych mąkach umożliwiło rozkwit rynku wypieków piekarniczych takich jak drożdżówki, które można kupić wszędzie, we wszystkich centrach miast, strefach handlowych, bazarach czy dworcach.

Jaki wywołało to skutek dla twojego zdrowia?

Współczesna pszenica zawiera niezliczoną ilość moich nowych kuzynów białek, Wielu z nich nie podlega trawieniu przez człowieka. Na pewno wiesz, że aby dane białko mogło być strawione, układ pokarmowy musi produkować odpowiednie enzymy, a one muszą mieć zdolność do rozłożenia tych białek. Ale czy tak dzieje się zawsze?

Niestety, nie zawsze, wówczas pojawiają się problemy zdrowotne.

U alarmującej liczby osób dzisiejsza pszenica, w której zamieszkuję prowadzi więc do problemów trawiennych oraz objawów nietolerancji (celiakia, alergie) lub nadwrażliwości przejawiającej się w postaci wzdęć, zaparć, bólów głowy, bezsenności, chronicznego zmęczenia, depresji, łamliwych kości.

Według niektórych specjalistów, wśród nich jest Elke Arod ze Szwajcarii, aż 80% ludności wykazuje nietolerancję pszenicy. Inny specjalista, Julien Venesson - autor niedawno wydanej książki *Gluten: jak współczesna pszenica nas zatruwa*, uważa, że choroby wywoływane przez nietolerancję glutenu dotyczą co najmniej 6% ludności, a niektórzy badacze szacują, że nawet 35%.

Jak wynika z powyższych danych, problem związany z nietolerancją glutenu zatacza coraz szersze kręgi. Warto więc zadać sobie pytanie, czy może choroba, z którą się zmagamy lub ktoś z naszych bliskich, nie jest spowodowana wrażliwością na te zmienione białka?

2. Szkodliwość najbardziej rozpowszechnionego zboża

Trudno jest Ci uwierzyć, jaka szkodliwa jest moja siedziba – pszenica. Nie przemawiają do Ciebie powyższe argumenty? Naukowcy zachęcają do zbadania samemu powodów, dlaczego właśnie tak jest, i dlaczego warto stanowczo ograniczyć lub wyeliminować mnie z diety.

Po pierwsze, dlatego, że gliadyna, czyli białko podobne do opiatu, które pobudza apetyt, występuje tylko w pszenicy. Żaden inny środek spożywczy nie powoduje takiego spożycia kalorii jak pszenica. Spożycie kalorii spada średnio o 440 kalorii po odstawieniu produktów zawierających to zboże.

Po drugie, pszenica – w porównaniu do innych produktów żywnościowych – przyczynia się w większym stopniu do podwyższenia poziomu insuliny we krwi. Dzieje się to za sprawą pszennej amylopektyny. Co ciekawe, lody czy batoniki nie powodują takiego wzrostu poziomu cukru we krwi i insuliny, jak dwie kromki pszennego chleba pełnoziarnistego. Takie produkty przyczyniają się do tworzenia tłuszczu trzewnego, który odkłada się na brzuchu i posiada właściwości zapalne. Z kolei wzrost tłuszczu trzewnego nasila stan zapalny, co blokuje insulinę i pogarsza insulinoodporność. Jeżeli nie zostaną podjęte żadne kroki, by odwrócić ten stan, mogą pojawić się kolejne problemy zdrowotne: cukrzyca, nadciśnienie, choroby serca i nowotwory.

Po trzecie, jako jedyne zboże, pszenica prowadzi do nieszczelności jelit, czy do zwiększonej możliwości wnikania obcych substancji do krwioobiegu z przewodu pokarmowego. Stan ten powoduje aglutynina będąca pszenną lektyną. Obecność tej substancji może wywołać lub nasilić reumatoidalne zapalenie stawów, czy polimialgię reumatyczną. Zatem pszenne lektyny nasilają stany zapalne w organizmie, co pogarsza insulinoodporność i wywołuje akumulację tłuszczu trzewnego.

Po czwarte, spożycie pszenicy prowadzi do choroby refluksowej żołądka i zespołu jelita wrażliwego. Jest przyczyną zaburzeń neurologicznych i celiakii. Powoduje uczulenia, astmę, zapalenie zatok, infekcje, agresywne zachowania u dzieci, zaburzenia uwagi. Nasila objawy cyklofrenii i schizofrenii; powoduje otępienie umysłowe, depresję, zmiany skórne (trądzik, łupież, łojotok); a także powstawanie głównej przyczyny chorób serca, czyli małych cząsteczek cholesterolu LDL.

Po piąte, mimo, iż inne zboża takie jak żyto, jęczmień, pszenżyto, bulgur, a prawdopodobnie także owies , zawierają gluten, to jednak gluten pszenny króluje ponad nimi. Potrafi wywołać całą gamę chorób, które zazwyczaj nie łączy się ze spożyciem tego popularnego zboża. Współczesna pszenica zawiera mnóstwo szkodliwych składników i szkodzi w o wiele większym stopniu, niż można przypuszczać.

I co ty na to?

3. Dieta wegetarian obfitująca w gluten

Jak zapewne wiecie, wegetarianie mają naturalną tendencję do spożywania większej ilości zbóż, ze względu na bardzo istotną zawartość białka, które nie są im dostarczane ze źródeł mięsnych. Stąd logiczny wniosek - więcej zbóż to więcej glutenu, czyli białka, w które bogate są pszenica, jęczmień, orkisz oraz żyto.

Nawet jeśli osoba będąca na takiej diecie nie doświadcza żadnych problemów związanych ze spożyciem glutenu, ostrożniej byłoby zmniejszyć jego ilości poprzez zróżnicowanie źródeł węglowodanów – można rozważyć w szczególności ryż, słodkie ziemniaki, kaszę jaglaną, gryczaną, słonecznik bulwiasty, pasternak, proso, amarantus, quinoę, soczwicę, groszek, fasolę czerwoną i białą, kukurydzę, które go nie zawierają. Wybór nie jest ograniczony.

Pamiętacie może pszenicę samopszę?

Pojawiło się wokół niej wiele kontrowersji. Sprzedawana jest w sklepach ze zdrową żywnością (dietetyczną), jako dobra alternatywa dla współczesnej pszenicy. Jednak ja mówię wam nie ma między nimi wielkich różnic. Mają one podobny wpływ na wasz organizm, jak pozostałe zboża uprawne. Pszenica samopsza ma w swojej budowie 14 chromosomów[4]. Dla porównania dzisiejsza pszenica po modyfikacjach posiada ich aż 42. Korzystając z tego faktu oraz coraz bardziej modnych diet bezglutenowych, coraz więcej sprzedawców wyrobów dietetycznych zaleca spożywanie pszenicy samopszy, zamiast klasycznych zbóż. Mimo, że pszenica samopsza zawiera dużo glutenu, jest rekomendowana jako zboże naszych przodków, niemodyfikowane przez człowieka. Mój fortel okazał się skuteczny, uwierzyli oni, iż zawarty w niej gluten miałby być zupełnie strawny i bezpieczny.

[4] Chromosomy to najważniejsze składniki jąder komórek roślinnych i zwierzęcych będące siedliskiem czynników dziedzicznych, czyli genów. Chromosomy zbudowane są głównie z silnie barwiącej się chromatyny, w której skład wchodzą długie cząsteczki kwasu dezoksyrybonukleinowego (DNA, kwasy nukleinowe) oraz białka (głównie histonowe) i kwas rybonukleinowy (RNA).

Znalazł się jednak naukowiec, który poznał się na moim fortelu. Znany ekspert z zakresu chorób powiązanych z glutenem dr Alessio Fasano jednoznacznie stwierdza demaskując tę informację:

Nie można rekomendować pszenicy samopszy, ponieważ u osób z nietolerancją glutenu nawet najmniejsza ilość białka pochodzącego ze zbóż wystarczy, aby wywołać reakcję. Spożycie pszenicy samopszy można rozważyć być może w przypadku nadwrażliwości na gluten, ponieważ mechanizmy immunologiczne są inne, ale na tę chwilę brakuje danych, aby określić próg tolerancji.

IV.CELIAKIA – CHOROBA CORAZ LEPIEJ POZNANA

Co to jest celiakia?

Moja ukochana, to trwająca całe życie choroba immunologiczna o podłożu genetycznym. Jej wyróżnikiem jest całkowita nietolerancja glutenu. Czym jestem mówiłem w jednym z wcześniejszych rozdziałów, ale dla przypomnienia. Jestem białkiem zawartym w zbożach. Działam toksycznie, przyczyniając się do zaniku kosmyków jelita cieńkiego. Kosmyki te, to maleńkie wypusty błony śluzowej zwiększając jej powierzchnię. Odpowiadają one za prawidłowe wchłanianie składników odżywczych.

W efekcie powoduję zaburzenia wchłaniania pokarmu i występowania różnorodnych objawów chorobowych.

Jedyną metodą leczenia celiakii jest stosowanie przez całe życie ścisłej diety bezglutenowej.

W 1992 roku podczas konferencji naukowej w Cappri przedstawiona ostała tzw. loganowska koncepcja „góry lodowej", która obrazuje problem celiakii. Szczyt góry oznacza postać klasyczną (in. jawną klinicznie, właściwą, typową), natomiast pozostała część ukryta pod wodą obrazuje postacie atypowe. W rzeczywistości trudniej jest zdiagnozować celiakię niemą (ubogoobjawową lub bezobjawową) oraz utajoną (in. ukrytą, drzemiącą, późno ujawniającą się).

Zdradzę Wam pewną ciekawostkę, mianowicie, moja ukochana celiakia może ujawnić się w każdym wieku. Najczęściej zostaje wykryta u dzieci do 5 roku życia. W okresie dojrzewania można zauważyć częściową remisję choroby, a szczyt zachorowań występuje w wieku 35–55 lat. U niektórych chorych objawy choroby obecne były już w dzieciństwie np. biegunki i niedokrwistość. Zatem istotną rolę odgrywa postawienie odpowiedniej diagnozy lekarskiej.

Nie jest to łatwe zadanie, ponieważ ma luba uwielbia przebieranki, uwielbia się maskować (o tym opowiem trochę później). Najczęściej przywdziewa postacie klasyczną lub atypową. Choć nierzadko objawy przypominają i mylnie wskazują na inne choroby.

1. Celiakia klasyczna

Jak poznać obecność mojej ukochanej?

Manifestuje się ona klinicznie przewlekłą biegunką (obfite, cuchnące, tłuszczowe stolce), wzdęciami i bólami brzucha, niedoborem masy ciała (u dzieci obserwujemy niski wzrost, opóźnione pokwitanie), zaburzeniami zachowania, bólami kostno-stawowymi, niedokrwistością, obwodowymi obrzękami (w cięższych przypadkach rozwija się wodobrzusze), objawami związanymi z niedoborem witamin, jonów metali i pierwiastków śladowych.

Moja ukochana lubi się maskować, toteż jej klasyczna postać jest często nierozpoznawana, mimo występowania charakterystycznych objawów. Często współistniejące dolegliwości są uznawane za objawy innych chorób, np. zespołu jelita drażliwego, alergii pokarmowej czy stresu.

Naukowcy są pewni, że nierozpoznana celiakia i nieprzestrzeganie ścisłej diety bezglutenowej zwiększa ryzyko zgonu w porównaniu z osobami zdrowymi. Przyczyny przypisywane są chłoniakom[5], gruczolakorakom jelita cienkiego[6] oraz innym

[5] Chłoniaki to nowotwory tkanki limfatycznej. Podobnie jak przewlekłe białaczki limfatyczne należą do chorób limfoproliferacyjnych. Wyróżnia się tu ziarnicę złośliwą (chłoniak Hodgkina) i chłoniaki nieziarnicze. W trakcie choroby dochodzi do powiększenia węzłów chłonnych. Komórki nowotworowe mogą naciekać bardzo wiele struktur i narządów, m.in. szpik kostny, tkankę mózgową, przewód pokarmowy. Powiększone węzły często naciskają na narządy, co skutkuje ich niewydolnością i może powodować wiele innych objawów, m.in. wodobrzusze, niedokrwistość, ból brzucha, obrzęk nóg. Częstość występowania chłoniaków zależy od rejonu geograficznego. Choroba występuje częściej u mężczyzn. Stanowi spory procent chorób nowotworowych doprowadzających do zgonu pacjenta. W ostatnim czasie zapadalność na NHL wzrasta, a szczyt występuje pomiędzy 20-30 oraz między 60-70 rokiem życia.

[6] Gruczolakorak jelita cienkiego, rak jelita cienkiego (łac. adenocarcinoma intestini tenuis) – nowotwór złośliwy rozwijający się w obrębie jelita cienkiego. Jest to stosunkowo rzadki

chorobom autoimmunizacyjnym. Ponadto śmiertelność z powodu chorób nowotworowych jest wyższa u osób z celiakią, niż w ogólnej populacji. Ze względu na złożony charakter tej choroby powinna się ona znaleźć w obszarze zainteresowań większości profesji medycznych: począwszy od alergologów, przez andrologów, diabetologów, endokrynologów, ginekologów, hematologów, neurologów, reumatologów, psychiatrów, a skończywszy na seksuologach.

2. Postać celiakii atypowa

Moja droga uwielbia podszywać się pod innych i przyjmuje nietypowy przebieg - monosymptomatyczny. Obok typowych zmian w błonie śluzowej jelita celiakia bez objawów choroby aktywnej ukaże nam markery serologiczne[7]. Zatem jak ją wykryć? Rozpoznasz ją po uwzględnieniu diety bez mojej obecności (bezglutenowej). Innymi objawami jakie możemy zaobserwować są:

---

nowotwór, mimo znacznej długości i powierzchni tego narządu. Histopatologicznie gruczolakorak jest najczęstszym nowotworem złośliwym jelita cienkiego, stanowi od 30 do 40% nowotworów złośliwych tego narządu

[7] Markerach serologicznych celiakii, to przeciwciała (przeciwciała przeciwgliadynowe (AGA); przeciwciała przeciw endomysium mięśni gładkich EMA; przeciwciała przeciwko tkankowej transglutaminazie tTG) stwierdzone we krwi chorego z celiakią. Ich wykrycie ułatwia i przyspiesza postawienie rozpoznania celiakii. Testy serologiczne są podstawowym narzędziem w badaniach przesiewowych wykrywających celiakię skąpoobjawową i utajoną.

- tężyczka,
- wczesna osteopenia czy nawet osteoporoza,
- niedokrwistość,
- skaza krwotoczna,
- objawy neurologiczne,
- objawy psychiatryczne,
- uszkodzenie wątroby,
- zaburzenia płodności,
- hipoplazja szkliwa,
- zaparcia, niedobór witaminy K,
- patologiczne złamania kostne,
- niedobory masy ciała,
- wysokie stężenie cholesterolu,
- aftowe zapalenia jamy ustnej,
- problemy skórne typowe dla choroby Dühringa.

Jak mówiłem wcześniej ma luba lubi przebieranki i przybiera niekiedy trudniejszą do rozpoznania postać niemą. Spotkać ją możemy aż siedem razy częściej niż celiakię pełnoobjawową. Maskuje się® ona poprzez makijaż z nietypowych objawów ze strony układu pokarmowego i nie tylko.

Jakie są to maski?

- objawy neurologiczne
- zmiany psychiczne takie jak:
  - ✓ ataksja,
  - ✓ otępienie,
  - ✓ upośledzenie umysłowe,
  - ✓ schizofrenia,
  - ✓ padaczka.

Ciekawostką tutaj może być informacja,
iż im więcej przyjmujecie mnie pod postacią chleba i makaronu, tym lepiej widoczne
są te powyższe maski czyli objawy!!!

Celiakia niema ukrywać się może pod objawami:

- hipoplazji szkliwa zębowego,
- nawracających aft jamy ustnej,
- zaburzenia rozrodczości (zarówno u kobiet jak i u mężczyzn),
- opóźnionego pokwitania,
- poronień,
- martwych porodów.

Także opryszczkowe zapalenie skóry może sugerować tę formę choroby. Dlatego warto również przeprowadzić dodatkowe badania w tym kierunku w przypadku.

W przypadku zaburzeń psychicznych objawy mogą być widoczne tylko w niewielkim nasileniu, przez co mogą być lekceważone. Zmiany można często zauważyć, gdy w wyniku przypadkowego wyrzucenia mnie z diety, następuje poprawa stanu psychicznego i własnej samooceny.

IV. Dieta bezglutenowa – moda czy konieczność?

Czy ciągłe spożywanie pokarmów beze mnie jest w jakikolwiek sposób zaszkodzić?

Co ja mam odpowiedzieć? Dla wielu zdrowych ludzi unikanie mnie ma wiele zalet. Zmusza ich do zastąpienia wyrobów z pszenicy, (a więc mojej ulubionej kryjówki) chleba czy makaronów innymi produktami o większej wartości odżywczej, np. kaszami: jaglaną, gryczaną, czy roślinami strączkowymi: fasolą, soczewicą itd. Takie podejście staje się rewolucją. Skłania ich do podejmowania nowych wyzwań, większej kreatywności, eksperymentowania i poznawania nowych smaków. Dzięki temu produkty mało odżywcze i w gruncie rzeczy bez większych walorów smakowych zostaną zastąpione produktami wartościowszymi dla zdrowia i smaczniejszymi.

Chcesz zabłysnąć jako nietuzinkowy szef kuchni, to spróbuj kuchni bez mojej obecności. Może poczujesz jej korzyści. Istnieją jednak inne osoby (ok. 1% populacji), którze na całej linii nie tolerują mnie i mojej ukochanej celiakii – oni na pewno odczują dużą ulgę. Jak mówią mędrcy, czas leczy rany, to w tym przypadku nasze (moje i celiakii) rozstanie wyleczą ich z objawów chorobowych.

1. Źródła problemu

Mówiłem już wcześniej , iż problemem Waszej niechęci do mnie jest mój rodzaj oraz ilość – no przecież wszędzie mnie pełno. To dzięki Wam, ludziom tak się stało, bo wszędzie mnie zapraszacie jako honorowego gościa iście swoistego rodzaju celebrytę. To jestem mieszkańcem zmutowanego zboża, innym razem zapraszacie mnie do swoich wypieków cukierniczych i piekarniczych, jeszcze usilnie staracie zaistnieć dzięki mojej sławie w innych produktach spożywczych. O ile dawniej zanim zostałem celebrytą produkty ze mną szkodziły osobom, które zawarły bliższą znajomość z moją celiakią, to teraz problem ten jest coraz szerszy. Inne moje kryjówki (żyto, jęczmień, owies), które są mniej zmienione przez Was, wywierają mniej obciążający wpływ na zdrowie, ale nie oznacza to, że są bezpieczne w stosowaniu.

Co możecie zrobić kiedy czujecie „przesyt" mojej obecności?

Wyrzućcie mnie i moje kryjówki z własnego menu. Zastąpcie nas nowymi produktami, zbożami bezglutenowymi, które posiadają wiele cennych właściwości. Ja sobie chętnie odpocznę od sławy i gwiazdorzenia. Dam ci dobrą radę – odpowiednio zbilansuj swoją dietę, by znalazły się w niej wszystkie niezbędne składniki konieczne do funkcjonowania twojego organizmu na co dzień. Zatem polecane są proso, gryka, amarantus, quinoa (komosa ryżowa), które posiadają wiele cennych właściwości odżywczych. Można je urozmaicać dodawaniem ryżu, soczewicy, kukurydzy. W sprzedaży dostępny jest także owies opatrzony certyfikatem bezglutenowości. W tym celu możesz zasięgnąć porady u dobrego, znającego się na sprawie dietetyka.

Zapytasz zapewne co mają zrobić osoby, które zawarły bliższą znajomość z celiakią?

Nieodwzajemniona miłość wymaga poświęceń. Konieczne są radykalne działania. Najlepiej uświadomić nam o swojej niechęci poprzez zastosowanie diety bezglutenowej. Takie kroki mogą być też wartościowe dla osób, które decydują się na to działanie dobrowolnie, które nie chcą z nami ciągnąć dalszej znajomości. Nie wiem co mam o tym myśleć, ale coraz częściej dochodzą do mnie twierdzenia niektórych dietetyków mówiących, iż po wykluczeniu zbóż z diety nie grożą nikomu braki pokarmowe, gdyż zboża bezglutenowe posiadają równie wartościowe składniki. Ponadto można odnieść wiele korzyści wynikających z uwolnienia organizmu z opioidów pokarmowych tzw. egzorfin, których ja jestem prekursorem.

Jeden z moich antagonistów dr W. Davis usilnie zachęca do zmiany diety z wyboru. Nie lubię go, bo zdradza moje najskrytsze tajemnice. Jest on propagatorem przechodzenia na dietę bezglutenową także osób z niestwierdzoną formą celiakii.

Jak argumentuje swoje przekonania?

Podczas gdy większość ludzi zauważa objawy mogące wynikać ze spożywania pszenicy, niektóre osoby nie mają żadnych oznak, a jedynie rozmaite nieprawidłowości (...). Właśnie dlatego nie doradzam eliminacji glutenu tylko osobom wrażliwym na gluten. Zalecam ją wszystkim, bo niepożądanych skutków spożywania pszenicy doznajemy wszyscy (...).

Jak można wywnioskować z jego wypowiedzi, dzieje się tak dlatego, że pszenica jest spożywana w nadmiernych ilościach i została poddana licznym modyfikacjom, które spowodowały wzrost ilości glutenu w jej składzie.

2. Certyfikacja produktów bezglutenowych

Jak można unikać spotkania z nami?

Istotną korzyścią dla konsumentów może okazać się system licencjonowania znaku przekreślonego kłosa. Produkty oznaczone tym symbolem można uznać za bezpieczne, sprawdzone i niezawierające glutenu. Licencja zobowiązuje bowiem producentów do regularnych badań tych produktów, co daje pewność konsumentom, iż są stale bezglutenowe.

Ja nie lubię tego znaku.

Ale dzięki wyraźnemu jednolitemu oznakowaniu produkty beze mnie są łatwo rozpoznawalne na sklepowych półkach. Fakt ten może być pomocny szczególnie dla osób, które zaczynają stosowanie diety bezglutenowej. Bardziej dociekliwi mogą też znaleźć na stronie Polskiego Stowarzyszenia Osób z Celiakią i na Diecie Bezglutenowej listę produktów bezglutenowych dostępnych w Polsce.

3. Przegląd produktów bezglutenowych oraz zawierających gluten

Mam swoją czarną listę dostępnych na rynku produktów bezglutenowych, Ułatwiają one wyrzucenie mnie ze swojego życia i przejście na nową dietę. Niemniej jednak należy wziąć pod uwagę, iż mogą być one źródłem złych kalorii i nie przynosić oczekiwanych rezultatów, gdy na przykład dążymy do utraty wagi. Za bezglutenowe ludzie uważają również produkty przetworzone, w których według ustaleń FAO/WHO zawartość glutenu nie przekracza 20 ppm (20 mg na kg) i oznacza się je międzynarodowym znakiem przekreślonego kłosa. Ich skład i etykietowanie określa rozporządzenie Komisji WE 41/2009 dotyczące składu i etykietowania środków spożywczych odpowiednich dla osób nietolerujących glutenu[8]

Lista zakazanych składników

Chciałbyś wiedzieć, gdzie czuję się najlepiej?

Mam zdradzić Ci listę moich ulubionych kryjówek?

Skoro tak pięknie prosisz i nalegasz, to dobrze. Znajdziesz mnie tradycyjnie w:

1. pszenicy,
2. owsie (ze względu na powszechne zanieczyszczenie upraw owsa pszenicą),
3. jęczmieniu
4. życie,

[8] ROZPORZĄDZENIE KOMISJI (WE) NR 41/2009 z dnia 20 stycznia 2009 r. dotyczące składu i etykietowania środków spożywczych odpowiednich dla osób nietolerujących glutenu.

To nietrudne i łatwo zapamiętać, ponieważ są to cztery najbardziej popularne zboża na świecie. Zapomniał- bym, dodaj do tej grupy także pszenżyto, ponieważ i w nim pomieszkuję, bardzo często.

Gdzie jeszcze bywam? Spotkasz mnie w:

- pieczywie,
- mące,
- ciastkach,
- ciastach i innych wyrobach cukierniczych,
- makaronie,
- hamburgerach,
- pizzy,
- panierowanych mięsach i rybach,
- krokietach ziemniaczanych,
- kiełbasach,
- sosach,
- kostkach bulionowych,
- przyprawach,
- occie słodowym,
- środkach zagęszczających zawierających mąkę lub skrobię, co w zasadzie oznacza prawie wszystkie z nich.

Co to w praktyce oznacza? Nie chcesz mnie spotkać, to zrezygnuj nie tylko z podanych powyżej moich kryjówek, ale także unikaj dań smażonych i gotowanych na parze warzyw z puszki, gdyż prawie zawsze zawierają one gluten lub jego śladowe ilości.

JAKIE PRODUKTY NALEŻY WYBIERAĆ?

Patrząc na długą listę produktów, w których bywam, nasuwa się więc oczywiste pytanie:

Co w takim razie jeść, by nie wpaść na mnie?!

Prawda jest taka, że mąka i skrobia same w sobie nie mają smaku. Inne produkty o wysokiej zawartości glutenu też nie charakteryzują się żadnymi walorami smakowymi. Tym, co nadaje im smak, jest dodawany do nich cukier oraz proces przygotowania posiłku (tostowanie, smażenie, grillowanie, wędzenie, karmelizacja itp.).

Dlatego zwłaszcza dla osób rozpoczynających swoje życie z dietą beze mnie ważne jest, by zapoznać się dokładnie z produktami, w których oficjalnie mnie nie ma, a jednak mogącymi mnie zawierać jako dodatek.

Dobrze się chowam i aby mnie pominąć, osoby na diecie bezglutenowej muszą bardzo uważnie czytać etykiety. Często jestem ukryty w produktach, które nie przychodzą nam na myśl w pierwszej chwili. Jednak z czasem nabywa się umiejętności dokładnego selekcjonowania żywności, dzięki czemu znikają kłopotliwe dolegliwości oraz poprawia się stan zdrowia i samopoczucia. Zestawie to później wszystko w formie tabeli.

Gdzie nie bywam?

Unikam jak ognia: kukurydzy, ryżu, ziemniaków, soi, prosa, gryki, tapioki, amarantusa, manioka, soczewicy, fasoli, sago, sorgo, orzechów, a także mięsa, owoców i warzyw.

Nie znoszę poniższych kolesi i choć czasem spotkasz mnie w ich towarzystwie, to sam ze swojej inicjatywy ich unikam:

- świeżych owoców i warzywa,
- najlepiej domowej roboty mięs i wędlin,
- jaj, ryb,
- owoców morza,
- olejów,
- suszonych owoców,
- orzechów (włoskich, laskowych, brazylijskich, ziemnych, migdałach i innych w zależności od tego, na które z nich pozwalają ewentualne alergie),
- masła,
- sera.

Ci kolesie działają mi na nerwy, ale z uwagi na przyjaźń z szefami kuchni spotykamy się w różnych potrawach. Ja jednak wolę, jak występują oni osobno, bo przecież lepiej wyglądam z makaronem niż z fasolką szparagową. Myślisz, że jest to niemożliwe to spróbuj zjeść mięso z sałatką lub fasolką szparagową zamiast makaronu, czy sera i wędlin bez pieczywa.

Polubiłem Cię i zdradzę Ci mały sekret.

Wiele miejsc, gdzie nie bywam, jest sycących z uwagi na dużą zawartość węglowodanów, które często stanowią dodatek do posiłku (ziemniaki, ryż, kukurydza itd.). Jednak tych miejsc również unikaj, gdyż stanowią one pewnego rodzaju pułapkę - indeks glikemiczny[9]. Jest on dość wysoki (przez to ich spożywanie równa się w zasadzie przegryzaniu kostek cukru – w tak szybkim tempie przetwarzane są one w żołądku i powodują skok poziomu cukru we krwi).

Chcesz je spożywać, Twoja sprawa, ale ja sięgnąłbym po brązowy ryż basmanti, słodkie ziemniaki i kaszę gryczaną, zalecane zwłaszcza dla osób regularnie uprawiających sport. Dołącz do nich całą gamę niecodziennych składników, głównie kupowanych przez osoby będące na diecie bezglutenowej, takich jak komosa ryżowa (zwana także quinoą), kasza jaglana, kasza gryczana, produkty na bazie soi.

Teraz przeanalizuj miejsca, w których jestem, bywam lub unikam jak ognia. Zestawiłem je dla Twojej wygody w poniższą tabelę.

[9] Indeks glikemiczny, wskaźnik glikemiczny (ang. glycemic index, GI) – klasyfikacja produktów żywnościowych na podstawie ich wpływu na poziom glukozy we krwi w 2-3 godziny po ich spożyciu (glikemia poposiłkowa).
Indeks glikemiczny jest definiowany jako średni, procentowy wzrost stężenia glukozy we krwi po spożyciu, przez reprezentatywną statystycznie grupę ludzi, porcji produktu zawierającej 50 gramów przyswajalnych węglowodanów. Wzrost poziomu cukru we krwi w przypadku spożycia 50 gramów glukozy przyjęto jako podstawę skali (100%).

Grupa produktów	Nie zawierają glutenu	Mogą zawierać gluten	Zawierają gluten
Produkty zbożowe	Zboża naturalnie niezawierające glutenu: ryż biały i brązowy, kukurydza, gryka, proso, amarantus, quinoa, mąki i kasze ze zbóż naturalnie bezglutenowych (np. kasza jaglana z prosa, gryczana), płatki ryżowe, skrobia kukurydziana, ryżowa i z tapioki, gotowe mieszanki mączne bezglutenowe, pieczywo i makarony z mąk bezglutenowych wykonane samodzielnie oraz kupne oznakowane znakiem „przekreślonego kłosa", kaszki dla dzieci ryżowe i kukurydziane, chrupki kukurydziane, popcorn, owies bezglutenowy (z zastrzeżeniami), bułka tarta bezglutenowa	Płatki śniadaniowe kukurydziane mogą zawierać słód jęczmienny, mąka kukurydziana, ryżowa, gryczana dostępne w sprzedaży ogólnej mogą być zanieczyszczone glutenem	Pszenica (i jej dawne odmiany, np. orkisz, płaskurka), pszenżyto, jęczmień, żyto, zwykły owies (ze względu na zanieczyszczenia), mąka pszenna, żytnia, jęczmienna, płatki pszenne, jęczmienne, żytnie, owsiane, kasza manna, kuskus, kasza jęczmienna (pęczak, mazurska, perłowa), musli, kasze owsiane, kaszki błyskawiczne zbożowe i mleczno – zbożowe, makaron pszenny, makaron żytni, pierogi, pyzy, kopytka, naleśniki, pieczywo – każde – jeśli nie jest oznaczone jako bezglutenowe (chleb biały i razowy, bułki, bagietki, maca, pumpernikiel, pieczywo chrupkie, precle), pieczywo cukiernicze suche (herbatniki, ciastka, wafle, biszkopty, pierniczki, sucharki, paluszki itp.), ciasta, ciastka, drożdżówki, pizza, bułka do hamburgera, bułka tarta
Mięso, ryby, jaja	Świeże nieprzetworzone mięso, ryby, jaja	Wędliny (także te wysokogatunkowe typu szynka), zwłaszcza tzw. wędliny wysokowydajne, konserwy rybne i mięsne, wędliny podrobowe (kaszanka, pasztetowa, pasztet), wyroby garmażeryjne mięsne (parówki, kotlety mielone, pulpety, hamburgery)	Panierki do mięs i ryb oraz potrawy panierowane

Mleko i produkty mleczne	Mleko świeże, mleko w kartonie, mleko zagęszczane, mleko w proszku, kefir, maślanka, jogurt naturalny, nieprzetworzony ser biały, żółty	Jogurty owocowe, maślanki smakowe, napoje czekoladowe, produkty mleczne o obniżonej zawartości tłuszczu, serki topione, śmietana (zagęstnik), tanie sery żółte (tzw. wyroby seropodobne); gotowe sery białe do serników (niektórzy producenci dodają błonnik pszenny), sery pleśniowe	Napoje mleczne z dodatkiem słodu jęczmiennego, produkty mleczne z ziarnami zbóż
Tłuszcze	Masło, smalec, margaryna, olej roślinny, oliwa z oliwek	Majonezy, gotowe sosy (dresingi)	Olej z kiełków pszenicy
Warzywa i przetwory z warzyw	Wszystkie warzywa (świeże, mrożone, konserwowane bez dodatków), strączkowe (groch, fasola, soczewica), ziemniaki, skrobia ziemniaczana	Sałatki z majonezem i dresingami o nieznanym składzie, przeciery pomidorowe, niektóre fasole w puszkach, placki ziemniaczane, produkty wegetariańskie typu kotlety sojowe, pasztety sojowe, majonezy sojowe	Warzywa smażone panierowane, warzywa z tartą bułką
Owoce	Wszystkie owoce (świeże, mrożone, konserwowane)	Owoce suszone, wsady owocowe	
Cukier, słodycze, desery	Cukier, dżem, miód, landrynki, ciasta i ciastka upieczone z dozwolonych produktów, kisiele i budynie domowe z mąki ziemniaczanej, ciasta i ciastka oznakowane znakiem „przekreślonego kłosa”	Guma do żucia, żelki, nadziewane cukierki, batony, gotowe budynie, lody, czekolada i czekoladki, chipsy	Ciasta i ciastka upieczone z niedozwolonych mąk lub z niedozwolonym proszkiem do pieczenia, słód jęczmienny
Napoje	Herbata, kawa naturalna, soki owocowe, wody mineralne, kompoty, napary z ziół, czyste alkohole	Niektóre tanie kawy rozpuszczalne, zwłaszcza aromatyzowane, czekolada do picia na gorąco, napoje owocowo-warzywne, alkohole z dodatkami smakowymi	Kawa zbożowa, kakao owsiane, napoje słodzone słodem jęczmiennym, piwo

Przyprawy	Sól, pieprz, zioła, jednorodne przyprawy, ocet winny, ocet jabłkowy, bezglutenowy sos sojowy Tamari	Jarzynki typu vegeta, mieszanki przypraw (np. curry), musztardy, keczupy, sosy w proszku gotowe dipy i dresingi	Zwykły sos sojowy
Zupy	Zupy domowe z dozwolonych produktów	Zupy w proszku (instant), niektóre kostki bulionowe	Zupy zaprawiane mąką, zupy z makaronem, z lanym ciastem
Inne	Proszek do pieczenia bezglutenowy, soda spożywcza, komunikanty niskoglutenowe	Preparaty do odchudzania, niektóre leki i preparaty wielowitaminowe, niektóre aromaty, cukier waniliowy	Zwykły proszek do pieczenia, hydrolizowane białko roślinne, seitan (zastępnik mięsa stosowany przez wegetarian) komunikanty z mąki pszennej, zwykłe opłatki świąteczne

4. WŁASNA KUCHNIA BEZGLUTENOWA

Czy można się obyć beze mnie w kuchni? Czy można taką stworzyć? Autorki książki *Kuchnia polska bez pszenicy* Marta Szloser i Wanda Gąsiorowska zapewniają o jej bezproblemowości. Zachęcają one do własnoręcznego przygotowywania potraw, bowiem wyroby bez mnie obecne na sklepowych półkach nie zawsze są korzystne dla zdrowia i często mają niezadowalający smak. Dzięki samodzielnemu przygotowywaniu zdrowych i smacznych posiłków można zdemaskować wiele uciążliwości, jakie przypisywane są bezglutenowemu gotowaniu. Można bowiem upiec chleb, który wyrośnie; ugotować pierogi, które się nie rozpadną we wrzątku; przygotować naleśniki, które nie przywrą do patelni; a o przepisy na ciastka i torty będą prosić znajomi. Przygotowywane w domu potrawy, z dobrej jakości składników przyczynią się z pewnością do poprawy zdrowia, ale również sprawią, że będzie można się w nich rozkochać i zapomnieć o dotychczasowych smakołykach. Jak ja ich za te stwierdzenia nie lubię!

Jak każda zmiana, również wdrożenie idei wyrzucenia mnie z życia i kuchni, wymaga na początku poświęcenia większej ilości czasu i nakładu pracy. Jednak liczy się przede wszystkim zdrowie i dobre samopoczucie, zatem nie można oczekiwać konkretnych rezultatów bez wysiłku.

Jest to zgodne z porzekadłem: *bez pracy nie ma kołaczy.*

Jak zauważyli niektórzy w swojej praktyce bezglutenowej diety, dopiero z upływem czasu można dostrzec, że to, co na początku sprawiało najwięcej trudności, potem staje się rutyną i przychodzi bez trudu. Dla ułatwienia sobie zadania najpierw korzystają oni ze sprawdzonych przepisów. Istnieją niezliczone możliwości, które mogą wzbogacić codzienne menu i zachwycać swą różnorodnością krewnych i znajomych.

Na moje szczęście często wpadają w oni w tendencyjną pułapkę zastępowania zwykłego pieczywa - pieczywem bezglutenowym, makaronu - makaronem bezglutenowym, ciastek - ich bezglutenowymi odpowiednikami itp. Zmiana musi sięgać głębiej.

Aby jednak dieta ta na dłuższą metę Ci się nie znudziła, najlepiej umów się na spotkanie z dietetykiem lub udaj się do specjalisty, np. z organizacji zrzeszających osoby z nietolerancją glutenu (w Polsce jest to Polskie Stowarzyszenie Osób z Celiakią i na Diecie Bezglutenowej), albo skontaktuj się z coachem zdrowia i żywienia.

VI Przykładowe przepisy potraw bez zawartości glutenu[10]

Wszystkie poniższe przepisy pochodzą ze strony

www.przepisybezglutenowe.pl

i za zgodą właściciela serwisu zostały wykorzystane w naszej publikacji.

[10] Wszystkie przepisy pochodzą ze strony http://przepisybezglutenowe.pl

Kasza jaglana z owocami i rodzynkami

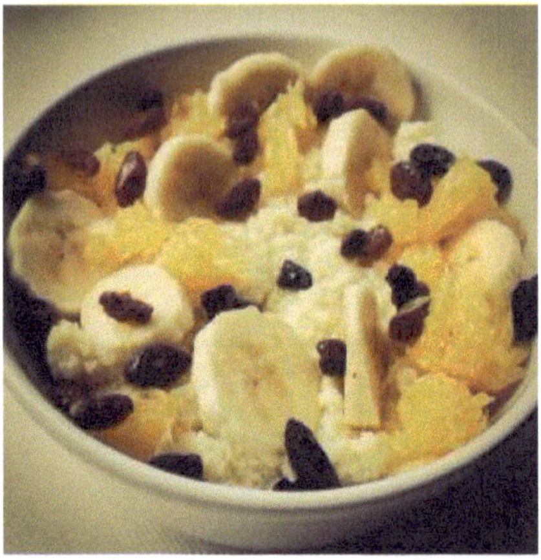

Sycąca, orzeźwiająca, słodka i smaczna. Czego innego potrzeba zaraz po przebudzeniu?

Kasza jaglana jest super. Można ją jeść na słodko i na słono. Daje niesamowite możliwości – mnóstwo kombinacji. Dzięki temu kaszę jaglaną można jeść za każdym razem w innej konfiguracji. Lubię takie śniadania – głodnieję jeszcze bardziej podczas ich przygotowywania, ale jak już usiądę do stołu, to taka micha wszystko mi wynagradza. Książka, słońce i kasza jaglana. Zestaw idealny!

Składniki

- pół szklanki kaszy jaglanej
- szklanka mleka
- pół banana
- pół pomarańczy
- niewielka garść rodzynek
- trochę miodu

Przygotowanie

Kaszę wysyp na sitko i przelej wrzątkiem, żeby usunąć z niej goryczkę. Mleko z kaszą doprowadź do wrzenia i gotuj na małym ogniu, aż kasza będzie miękka i wchłonie mleko. Przełóż kaszę do miseczki, dodaj banana w plasterkach, cząstki pomarańczy, wrzuć rodzynki. Całość możesz trochę dosłodzić miodem do smaku – kasza sama z siebie nie jest przecież słodka. Ale pamiętaj, że słodkie są rodzynki i banan. Zaraz zaraz... zostało Ci przecież jeszcze drugie pół banana i drugie pół pomarańczy... Cóż, zjedz na deser!

CHLEB KUKURYDZIANO-GRYCZANY NA SZYBKO

Ten chlebek był dla mnie odkryciem. Nie wymaga żadnych zdolności kulinarnych.

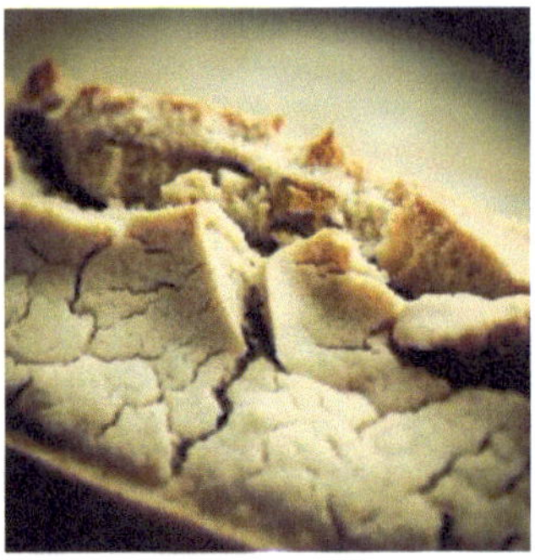

Trzeba tylko wymieszać wszystkie składniki, przelać do foremki, wrzucić do piekarnika i poczekać niecałe pół godziny. Tu raczej nie ma się co zepsuć. I takie pieczenie lubię!

Z pieczeniem chleba na drożdżach jest taki problem, że trzeba czekać, aż urośnie. A właściwie czeeekać. A przecież czasem dobry chleb potrzebny jest na szybko. Na kolację. Za godzinę. I właśnie wtedy idealnie sprawdzi się chleb robiony na proszku do pieczenia. Może nie pachnie zakwasem, może nie jest tak idealny, jak te robione na drożdżach, może nie wyrasta tak pięknie, ale... jest smaczny, świeży i przede wszystkim szybko ląduje na stole.

Składniki

- 1 i 1/2 szkl. mąki gryczanej
- 3/4 szkl. mąki kukurydzianej
- 1 jajko
- 1 łyżeczka oleju
- 500 ml wody
- 2 łyżeczki bezglutenowego proszku do pieczenia

- pół łyżeczki soli
- 20-30 g pestek słonecznika
- 20-30 g pestek dyni

Przygotowanie

Suche składniki wymieszaj w jednej misce. W drugiej roztrzep jajko, dodaj całą wodę. Dodawaj partiami suche składniki i miksuj, dbając o to, by nie porobiły się grudki. Całość przelej do podłużnej foremki i piecz w temp 220 st. ok. 25 min. Jeśli nie chcesz, żeby chleb bardzo popękał, po jakichś 10 min pieczenia zrób na jego wierzchu delikatne nacięcia ostrym nożem.

Kurczak z porem i brzoskwiniami

Por i brzoskwinie?! Tak, to naprawdę się nie kłóci. I będzie smakować nawet tym, którzy nie lubią pora.

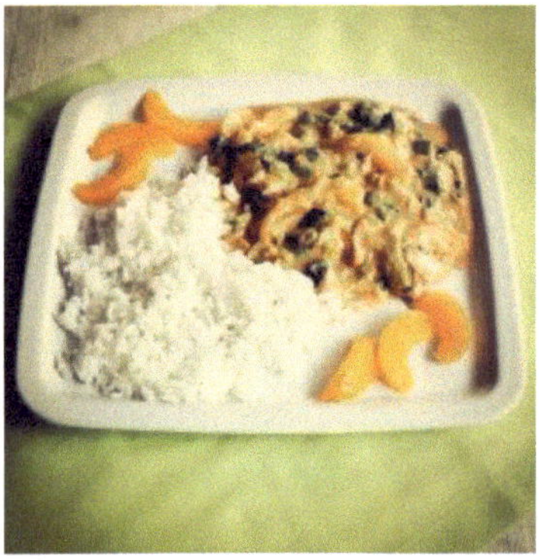

Znalazłam ten przepis w segregatorach pt. Kolekcja Dobrej Kuchni – moja mama to zbierała, przechwyciłam dwa segregatory. Zdjęcia trochę straszne, a większość potraw ocieka tłuszczem, ale nic to! Jak zobaczyłam, że ktoś wymyślił, żeby połączyć pora z morelą, to od razu zdecydowałam się spróbować. Zamieniłam tylko morelę na brzoskwinię, bo w sklepie nie było moreli. Oryginalny przepis ma nazwę „Kurczak po koreańsku". Niech będzie i tak. Dla mnie to „kurczak po dziwnemu", ale smaczny!

Składniki

(na 4 porcje)

- 400 g filetów z kurczaka
- 1 duży por
- 2 łyżeczki chili
- olej do smażenia
- sól
- 2-3 łyżeczki słodkiej papryki
- 200 g śmietany 30%

- brzoskwinie w syropie
- 2 łyżki mąki ziemniaczanej
- 2 torebki ryżu

Przygotowanie

Kurczaka opłucz w zimnej wodzie, osusz, pokrój na małe kawałki. Umyj pora, pokrój pora w plasterki. Rozgrzej olej na patelni, podsmaż kurczaka, dodaj chili. Przerzuć mięso do garnka (razem z tłuszczem) – będzie ci wygodniej wszystko mieszać. Dodaj trochę soli i słodką paprykę.

Dorzuć pora, wymieszaj i smaż wszystko przez chwilę. Dolej niewielką szklankę wody i śmietanę – gotuj przez ok. 10 min, mieszając regularnie. Brzoskwinie pokrój w niezbyt grube księżyce, wrzuć do sosu. Mąkę ziemniaczaną rozrób w niewielkiej ilości zimnej wody, dodaj do sosu i dokładnie wymieszaj całość. Zmniejsz ogień i gotuj – cały czas mieszając – jeszcze jakieś 2-3 minuty. Całość podawaj z ryżem.

KURCZAK CURRY Z PAPRYKĄ

Na sam jego wygląd robi się ciepło w żołądku. Delikatny, a jednak z charakterem.

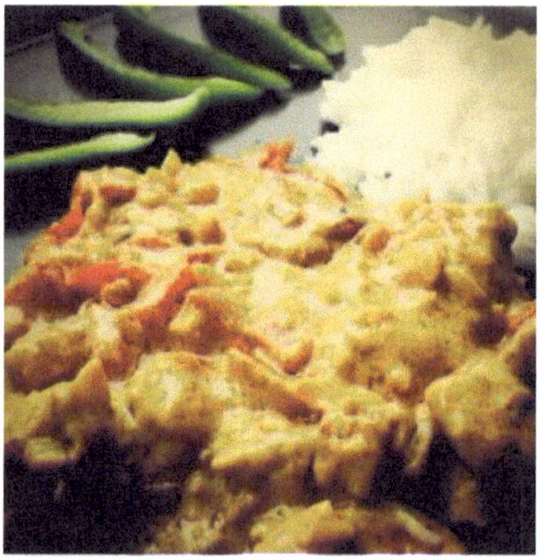

Kurczak curry to jedna z bardziej popularnych, „egzotycznych" potraw. Piszę w cudzysłowie, no bo powiedzmy sobie szczerze – dla kogo dziś kurczak curry jest wciąż egzotyczny? Tyle tu egzotyki co w kebabie. Tylko smak jednak lepszy. Kto nie robił nigdy kurczaka curry – ma zaległości. To jedna z pozycji do odhaczenia. Więc jeśli umiecie już idealnie obgotowywać kalafior, placki ziemniaczane robicie z zamkniętymi oczami, rosół gotujecie oglądając telewizję, to czas się brać za kurczaka curry.

Sos zawiera różne przyprawy, dlatego często lepiej smakuje po kilku godzinach albo nawet następnego dnia, naprawdę! Wtedy wszystko zdąży się przegryźć i wyczujecie całe bogactwo aromatów. Więc pakować w pudełeczka i brać na wynos do pracy!

Składniki

(porcja dla dwóch osób)

- 2 piersi z kurczaka
- 100 ml mleczka kokosowego i 70 ml śmietany 18%
- 1 łyżka curry w proszku

- pół łyżki kurkumy
- pół cebuli
- pół czerwonej papryki
- 1 ząbek czosnku, drobno posiekany
- 1 łyżeczka chilli w proszku
- pół łyżeczki pieprzu cayenne
- 2 cm drobno posiekanego świeżego korzenia imbiru
- pół łyżeczki cukru, najlepiej brązowego
- 1 łyżeczka startej skórki z cytryny
- pół łyżki soku z cytryny
- olej
- sól, pieprz

Przygotowanie

Kurczaka opłucz, pokrój na niewielkie kawałki, posyp solą i pieprzem, odstaw na bok. W osobnej miseczce wymieszaj posiekany czosnek, chilli w proszku, świeży imbir, sok z cytryny i otartą skórkę oraz łyżkę oleju. Taką mieszanką zapraw kurczaka – niech sobie trochę w tych smakach posiedzi, daj mu z 10 min.

Na patelni rozgrzej olej i zeszklij pokrojoną cebulę razem z pokrojoną niezbyt drobno papryką. Dodaj kurczaka wraz z aromatycznymi dodatkami, w których raczył się wylegiwać. Usmaż go na złoty kolor. Zmniejsz ogień, dodaj cukier, curry i kurkumę – po dokładnym wymieszaniu smaż całość jakieś 3 min.

Na koniec wlej śmietanę i mleczko kokosowe. Gotuj jeszcze jakieś 10 min, często mieszaj. Sos powinien się zrobić w miarę gęsty. Podaj curry z ryżem, możesz do tego dorzucić jakieś chrupiące warzywo – na przykład zieloną paprykę.

CHIPSY JABŁKOWE

Takie proste, a tak zupełnie inne niż te ze sklepu. Pyszne, ale mają jedno ale.

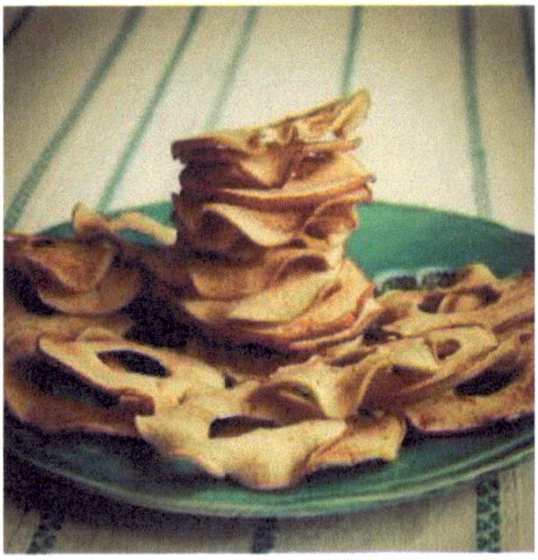

Będę szczera. Nie wiem, czy je jeszcze kiedyś zrobię. Są naprawdę pyszne, trochę chrupiące, trochę miękkie. Bardzo jabłkowe, trochę cynamonowe. Wyglądają też pięknie. I wykonanie jest dziecinnie proste. Na czym więc polega to „ale"? Na tym, że strasznie długo trzeba je grzać. Moje siedziały w piekarniku chyba ponad dwie godziny. Jak się siedzi w domu, to oczywiście żaden to problem, ale to już nawet nie o czas chodzi. Szkoda prądu! Ponad dwie godziny grzania tylko po to, żeby mieć wysuszone jabłkowe krążki. Jakiś taki niesmak mam.

Przepis zamieszczam po to, żeby każdy mógł choć raz w życiu zrobić te jabłkowe chipsy! Poza tym to świetna bezglutenowa przekąska – idealny zamiennik klasycznych chipsów. Dobra, może nie idealny, bo jabłkowe chipsy jednak zdrowe są. I pyszne. Powtarzam – są naprawdę pyszne.

Składniki

- jabłka
- cynamon

Przygotowanie

Pokrój jabłka w możliwie cienkie plastry – im cieniej pokroisz, tym szybciej się zrobią. W każdym plastrze wykrój gniazdo nasienne. Na blachach ułóż papier do pieczenia, a na nim – blisko siebie – rozłóż plastry jabłka (na jednej blaszce mieści się mniej więcej jedno jabłko). Nie mogą na siebie zachodzić, bo się skleją. Posyp je cynamonem, możesz go rozsmarować palcem. Wstaw blachy do piekarnika rozgrzanego do 100 st. Czas pieczenia to ok. 2 godziny – po godzinie odwróć wszystkie jabłkowe krążki na drugą stronę i piecz przez następną godzinę. Jabłka powinny być zupełnie wyschnięte. Czas pieczenia zależy od grubości plastrów i rodzaju jabłek.

Obiad „5 x wege"

Bezglutenowy obiad wegetariański – brzmi trochę przesadnie zdrowo, ale jednocześnie zachęcająco. Same warzywa i... tyle. Lekkie, przyjemne i bezmięsne.

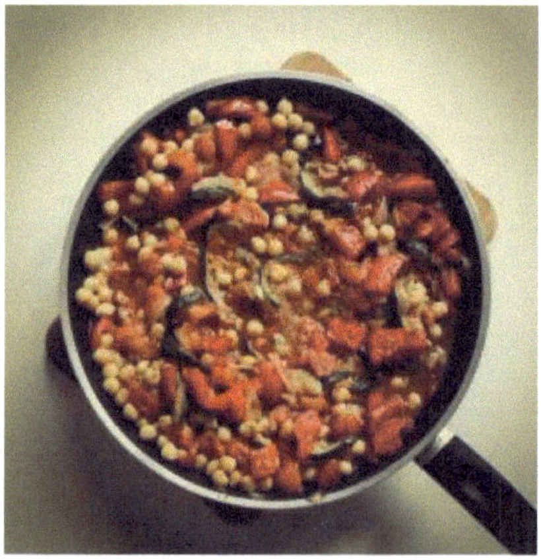

Jestem wielką fanką pomidorów krojonych w puszce. Nigdy nie używam koncentratu pomidorowego (choć może to po prostu jeszcze przede mną), nie jadam ketchupu. Puszka krojonych pomidorów robi obiad. Wystarczy do nich dorzucić trochę warzyw i *voila* – bezbolesny obiad gotowy. Mało treściwy? No to cyk – krojona pierś z kurczaka lub indyka. Trochę ziół i jest pycha.

Pójście na łatwiznę? Powiedzmy sobie szczerze: właśnie tego potrzebujemy. Czy to zdrowe? Spójrz na listę składników. Trzy świeże warzywa (dobra, smażone na oliwie, zbrodnia). Do tego pomidory w puszcze i cieciorka konserwowa. Skład pomidorów w puszce: krojone pomidory (60%), sok pomidorowy, sól, kwas cytrynowy. Nie jest źle. Tylko ta sól. Skład cieciorki konserwowej: ciecierzyca (suche ziarno), woda, sól, kwas askorbinowy. Ten kwas brzmi niepokojąco. A w rzeczywistości to witamina C! Organiczny związek chemiczny. Jest przeciwulteniaczem.

Nie jestem jakimś freakiem zdrowego odżywiania się. Jestem raczej freakiem prostego odżywiania się. Oczywiście wolę produkty niskoprzetworzone od wysokoprzetworzonych, ale na co dzień jeszcze bardziej zależy mi na produktach prostych, pospolitych, łatwo dostępnych.

Ale my tu gadu gadu, a obiad stygnie. Smacznego!

Składniki

(na około 3-4 porcje)

- cukinia
- papryka (kolor dowolny)
- 1 cebula
- 1 puszka krojonych pomidorów
- 1 puszka cieciorki konserwowej
- oliwa
- przyprawy (np. zioła prowansalskie, bazylia, oregano; sól, pieprz)

Przygotowanie

Uwaga, to będzie proste. Pokrój cukinię w półtalarki, paprykę w mniejszą lub większą kostkę (jak lubisz), cebulę w piórka (dobra, po normalnemu: kroisz cebulę na pół, potem w plasterki, a każdy plasterek też na pół; czyli wychodzą ćwierćtalarki). Wrzuć warzywa na rozgrzaną oliwę i smaż – mieszając – aż staną się miękkie. Dorzuć przyprawy. Kiedy warzywa będą miękkie, dorzuć krojone pomidory i odsączoną cieciorkę z puszki. Wymieszaj wszystko i podgrzej. Gotowe! Podawaj ryżem, ziemniakami lub bezglutenowym makaronem.

CZEKOLADA DAKTYLOWO-ŚLIWKOWA – DO SMAROWANIA

Trochę jak nutella – ma podobną konsystencję i też jest bardzo słodka. Różnica jest jednak taka, że jest duuużo zdrowsza!

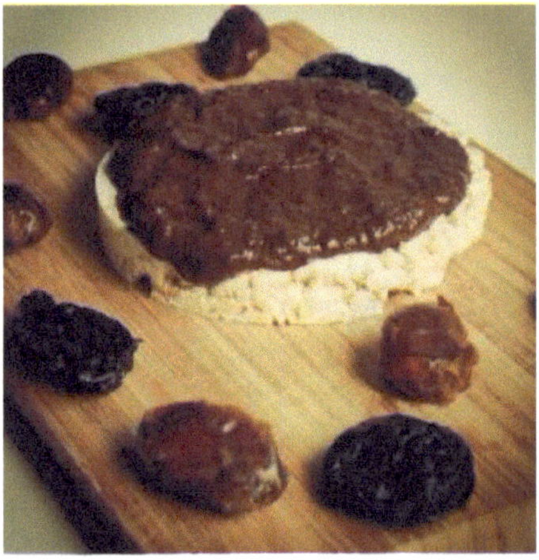

Smarowidło zrobione z daktyli i suszonych śliwek to alternatywa dla wszystkich dostępnych w sklepach smarowideł zasypanych toną białego cukru. Daleka jestem od nazywania tego, co mamy w cukiernicach, *białą śmiercią*, jednak jeśli możemy z tego zrezygnować na rzecz czegoś zdrowszego, to czemu nie?

No dobra, tak naprawdę bardziej przekonuje mnie fakt, że z własnoręcznie zrobionym smarowidłem jest po prostu więcej zabawy. A przy tym mało roboty. Goście uraczeni taką słodkością od razu wezmą cię za kulinarnego master jedi, no bo kto robi smarowidła z daktyli i suszonych śliwek?! Albo psycho-eko-wege-przeciwnicy-wszelkiego-zła, albo... ty. No to do roboty!

Składniki:

- 100 g daktyli bez pestek
- 100 g suszonych śliwek
- 3 rządki gorzkiej czekolady (upewnij się, że jest bezglutenowa)

Przygotowanie:

Daktyle zalej wrzątkiem (do ich przykrycia) i dorzuć 3 rządki gorzkiej czekolady. Mieszaj całość, żeby czekolada się rozpuściła. Potrzebny będzie blender ręczny. Nie odlewaj wody z daktyli, dorzuć do nich śliwki i zmiksuj całość na gładką masę.

Bezglutenowe kotlety gryczane

„Kotlety gryczane" dla większości dzieci brzmi jak „szpinak z cykorią w sosie rybnym". Czyli ble. A gdyby tak nikomu nie mówić, że jest tam kasza gryczana? Pyszka!

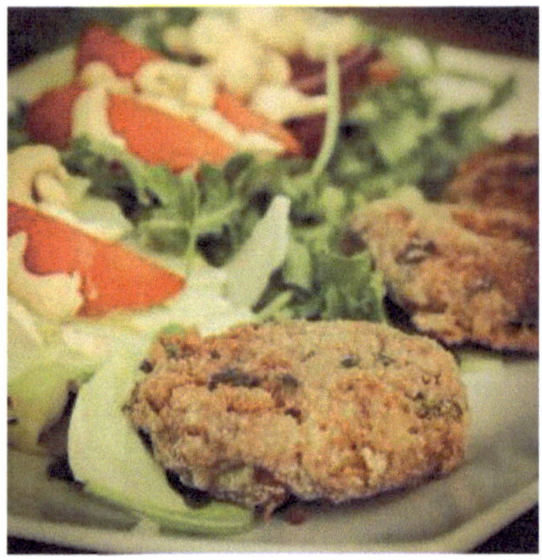

Dobra, powiedzmy to sobie otwarcie: kasza gryczana to nie jest jakaś przebojowa rzecz. Ma taką właściwość, że każdej potrawie, do której jej dodamy, nadaje smaku... kaszy gryczanej. I trudno to uznać za jakąś wielce magiczną i fantastyczną właściwość. Smak kaszy gryczanej jest nie do pomylenia i nie do pominięcia. Idealnie pasuje tu cytat z Paulo Coelho (prawdziwy, przysięgam!):

„Wszystko o smaku kaszy gryczanej smakuje kaszą gryczaną"

No takie są fakty! Więc jak ktoś NIE-NA-WI-DZI kaszy gryczanej (rzadko kiedy do tego wspaniałego produktu ma się stosunek obojętny), to niech po prostu potraw ją zawierających nie je. No, chyba że jest dzieckiem. Wtedy trzeba się natrudzić, żeby dziecko się nie zorientowało, że je kasze gryczaną. Albo żeby się zorientowało, ale uznało, że to jest smaczne. Nie da się? Spróbuj z bezglutenowymi kotletami gryczanymi. Najwyżej stwierdzisz, że się nie da.

Oprócz tego, że są to bezglutenowe kotlety, są to też kotlety bezmięsne. W ogóle „bezmięsny kotlet" brzmi jak oksymoron, ale – cóż – fakty są takie, że oto przed tobą bezglutenowe i wegetariańskie kotlety gryczane. Brawa.

Składniki

- 200 g kaszy gryczanej (2 torebki)
- 1 jajko
- 1 op. sera typu feta (upewnij się, że nie zawiera glutenu)
- 1 pęczek szczypioru
- pieprz
- trochę mąki gryczanej do obtoczenia
- olej/oliwa do smażenia

Przygotowanie

Kaszę gryczaną – zaskoczę cię? – ugotuj. Połowę ugotowanej kaszy zmiel na drobno w blenderze (czy co tam masz pod ręką), drugą połowę zostaw w stanie nienaruszonym – zmieszaj obie części i przestudź. Dodaj surowe jajko i podziabany (wiesz, jak to zrobić, prawda?) ser typu feta. Szczypiorek drobno posiekaj i dodaj do reszty. Dopraw pieprzem. Solą nie musisz, bo ser jest wystarczająco słony. Całość wymieszaj ręką (czystą!). Właściwie to musisz to ugnieść, żeby ser dobrze połączył się z resztą.

Z całej tej masy formuj niewielkie kotlety, trochę je spłaszczaj, obtaczaj delikatnie w mące gryczanej, a następnie smaż na (no, niestety!) dość głębokim, rozgrzanym tłuszczu.

Jeśli uformujesz małe kotleciki i będziesz krócej smażyć – wyjdzie z tego świetna przekąska. Można podać z sosem na imprezie (nikt się nie zorientuje, że w środku jest kasza gryczana...).

Aksamitny mus gruszkowy

Uwielbiam gruszki, ale tylko te prosto z drzewa. Najlepsze są te bardzo twarde, niegroźne dla konsumenta.

Dojrzała gruszka może i rozpływa się w ustach i ma świetny smak, ale... sok cieknący po brodzie, lepiące się ręce nie zachęcają.

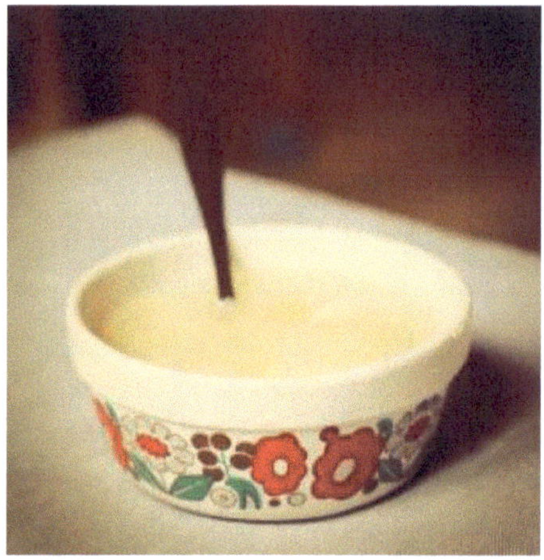

Mus gruszkowy jest świetnym rozwiązaniem. Można się delektować smakiem bez obaw!

Składniki

- 2 dojrzałe gruszki
- ewentualnie cukier

Przygotowanie

Obierz gruszki ze skórki, wykrój gniazda nasienne. Pokrój w kostki i wrzuć do garnka, zalej wodą. Gotuj przez 5-10 minut, do miękkości. Miękkie można gotować krócej. Następnie odcedź gruszki i zblenduj je do odpowiadającej ci konsystencji. Podawaj w temperaturze pokojowej jako deser albo polewę do deseru.

Ciasto czekoladowe z cukinią (bez cukru!)

„Dietetyczne ciasto czekoladowe" brzmi co najmniej tak głupio jak „masło odchudzające" albo „pączek fitness". Ale uwierzcie, że taki ten wypiek właśnie jest! Co więcej – zawiera sporo cukinii. O zgrozo.

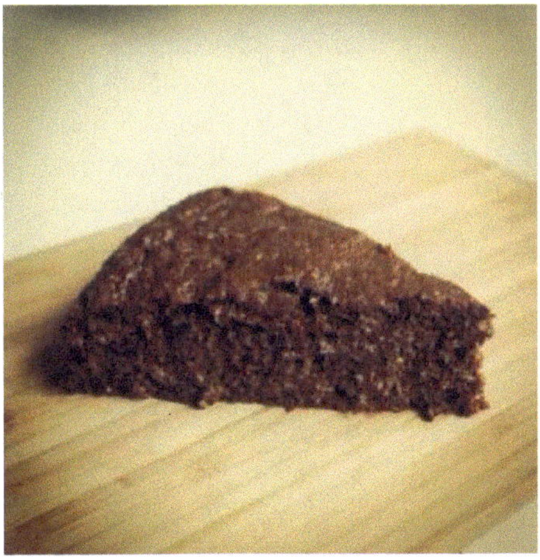

Spodoba się wszystkim, dla których cukier to biała śmierć. Ja daleka jestem od obwiniania cukru o całe zło tego świata. Jeśli lubimy zjeść/wypić coś słodkiego, to słodzimy to cukrem. Wszelkie inne metody to zawracanie głowy. Skąd więc pomysł na zrezygnowanie z tej śnieżnobiałej sacharozy na rzecz jakichś udziwnień? Dla zabawy.

Tak tak, moi drodzy. Jeśli nie macie fioła na punkcie zdrowego trybu życia (ja nie mam), nie jesteście wyznawcami paleo diety, nie rezygnujecie bez wyjątków ze wszystkiego, co choćby otarło się o konserwanty, to to ciasto będzie dla was po prostu fajnym, nowym doświadczeniem. Przykładem, że w słodkich (no, tak to nazwijmy, trochę na wyrost jednak...) wypiekach jest miejsce na zaskakujące połączenia. Cukinia jako wypełniacz ciasta? No, da się.

Ostrzegam, że ciasto można nazwać „wytrawnym", chociaż oczywiście lepiej tego nie robić, bo to nie zachęca do konsumpcji. Nie jest bardzo słodkie, bo nie ma w nim cukru – bardzo zaskakujące. Jedynym słodzikiem są suszone śliwki, których można dodać więcej, niż jest w przepisie. Ciasto będzie też smaczniejsze dla słodyczolubnych, jeśli posmaruje się je z wierzchu jakąś słodką mazią, np. czekoladą daktylowo-śliwkową, która komponuje się z nim idealnie.

Składniki

- 4 jajka
- 1 szklanka drobno startej cukinii (może być ze skórką)
- 100 g kaszy jaglanej
- 100 g suszonych śliwek
- 5 płaskich łyżek kakao
- 100 g oliwy
- kilka kropli aromatu waniliowego
- 1,5 łyżeczki bezglutenowego proszku do pieczenia

Przygotowanie

Potrzebny będzie ręczny blender. Do wąskiego naczynia z płaskim dnem (może być niewielki rondelek, jeśli nie masz naczynia sprzedawanego zwykle w komplecie z blenderem) wsyp kaszę jaglaną i miksuj, aż uzyskasz strukturę zbliżoną do mąki. Przesyp zmieloną kaszę do innego naczynia, a do tego wrzuć jajka i zmiksuj, żeby żółtka połączyły się z białkiem. Do jajek wsyp śliwki i miksuj, dopóki nie uzyskasz w miarę jednolitej masy. Przelej masę do miski i dodaj wszystkie pozostałe składniki – zmieloną kaszę, cukinię, kakao, oliwę, aromat waniliowy i proszek do pieczenia. Wymieszaj wszystko dokładnie mikserem. Przelej do okrągłej formy i piecz ok. 40 min w temp. 180 st C.

Bezglutenowe kotlety jajeczne

Kotlety jajeczne budzą różne ciekawe wspomnienia, a większość z nich (z tych wspomnień) krąży po korytarzach przedszkola lub podstawówki. To był w sumie miły i beztroski czas, więc wróćmy do niego!

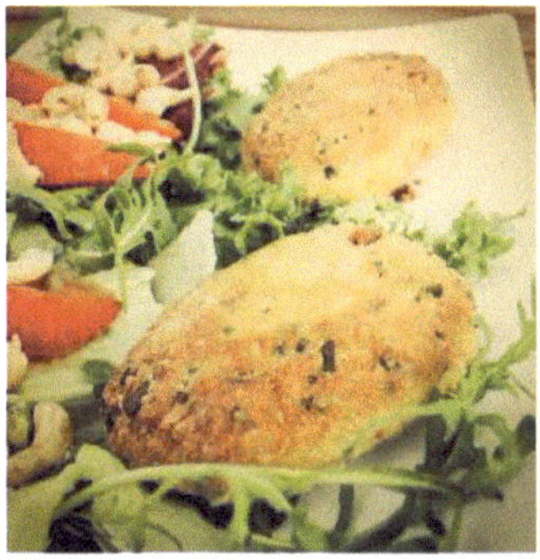

Dobra, zastanówmy się, jakie zalety ma kotlet jajeczny. Daleko mu do ekstrawagancji, powiedz sobie na głos: kotlet jajeczny. I „kotlet", i „jajeczny" brzmi mało wykwintnie. Określenie „bezglutenowy" może dodaje mu nieco finezji, więcej delikatności, ale ostatecznie i tak wychodzi z tego jakiś cudak. Bezglutenowy kotlet jajeczny.

Wróćmy do tych zalet. Moim zdaniem – oprócz tego, że dzięki niemu możemy na chwilę wrócić do szkolnej stołówki (dobrze to czy niedobrze?) – kotlet jajeczny jest potrawą dość lekką, łatwą w przygotowaniu (no dobra, oprócz obierania miliona jajek...) i sycącą. Jest to kotlet wegetariański, choć nie wegański. Jeden z pomysłów na bezmięsny obiad.

Składniki podaję na spory zapas kotletów. Lepiej raz się w tym babrać, część zamrozić i mieć na zapas!

Składniki

- 33 jajka
- 1 pęczek szczypioru
- pieprz, sól
- trochę mąki ryżowej do obtoczenia
- olej/oliwa do smażenia

Przygotowanie

30 jaj ugotuj na „bardzo twardo" (powyżej 10 minut). Potem trzeba je ostudzić i... tak, no niestety, obrać. Najlepiej zatrudnij do tego wszystkich domowników, ale jeśli jedynym domownikiem oprócz ciebie jest kot, to lepiej to zrobić samemu. Obrane jaja zmiel blenderem (ew. możesz się bawić w gniecenie widelcem, jeśli masz czas lub walczysz ze stresem). Dodaj trzy surowe jaja i posiekany drobno szczypiorek, dopraw solą i pieprzem. Wszystko zagnieć dokładnie, żeby składniki dobrze się ze sobą wymieszały (tak, wiem, że są tu głównie jajka).

Z masy formuj kotlety, obtaczaj delikatnie w mące ryżowej i smaż na dość głębokim, dobrze rozgrzanym tłuszczu na złoty kolor.

BATON MUSLI

To było „drobne czeskie odkrycie". Natchnął mnie czeski batonik orzechowy. Tak bardzo mi posmakował, że postanowiłam zrobić własną mieszankę.

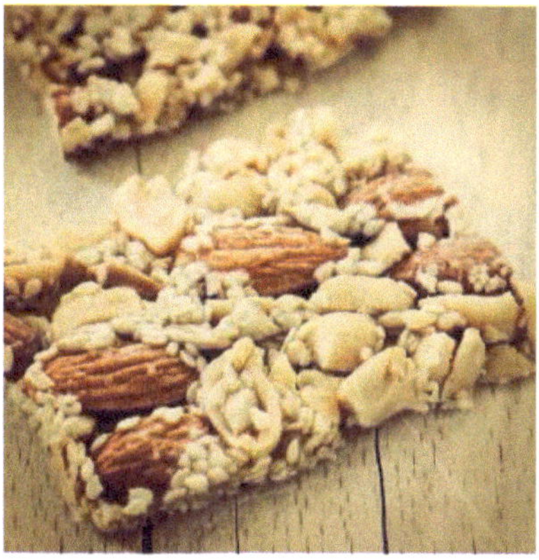

W podróżowaniu lubię dwie rzeczy. Drogę i dotarcie do nowego miejsca. W nowym miejscu uwielbiam zaglądać wszędzie tam, gdzie można spotkać tutersów (tubylców lub autochtonów – jak kto woli). Zwiedzam knajpki, sklepiki, a nawet markety. Oczywiście najlepiej jest znaleźć jakąś małą knajpkę, z której korzystają mieszkańcy miasteczka. Najczęściej takie bary serwują tanie dania na stołach przykrytych ceratami. Najlepszą rekomendacją są oczywiście tłumy mieszkańców. Postanowiłam podzielić się z Wami jednym z moich drobnych odkryć.

Producent pierwowzoru zastrzegł, że jego batonik należy przechowywać w suchym miejscu, poza zasięgiem promieni słonecznych i w temperaturze do 25 st. C.

Mój ma podobne cechy. Trzymany na słońcu odkształca się, ale czy można go za to winić? Nie doświadczyłam problemu z przechowywaniem, bo batonik znika natychmiast. Sprawdźcie efekt sami. Jest pyszny!

Składniki

- 4 g masła
- 40 g miodu
- 40 g migdałów
- 80 g orzeszków ziemnych
- 20 g słonecznika
- 20 g sezamu

Przygotowanie

W rondelku podgrzej masło z miodem. Na patelni wymieszaj i podgrzej sypkie składniki, następnie dorzuć je do płynnej mieszanki masła i miodu. Dokładnie obtocz orzechy i ziarna w miodzie z masłem. Wyłóż masę dosyć ściśle na ½ pergaminu do pieczenia, drugą połową pergaminu przykryj masę. Rozwałkuj, a nawet obtłucz wystające orzechy. Pokrój masę na prostokąty. Odstaw do lodówki do stężenia. Oryginalny batonik i ten nie są idealnie sztywne, ale za to jest idealnie smaczny!

Makaron z tuńczykiem w słonym sosie śmietanowym

Tuńczyk to najłatwiejsze do przygotowania „mięso" obiadowe. Otwierasz puszkę, cyk, i gotowe. Lubimy to!

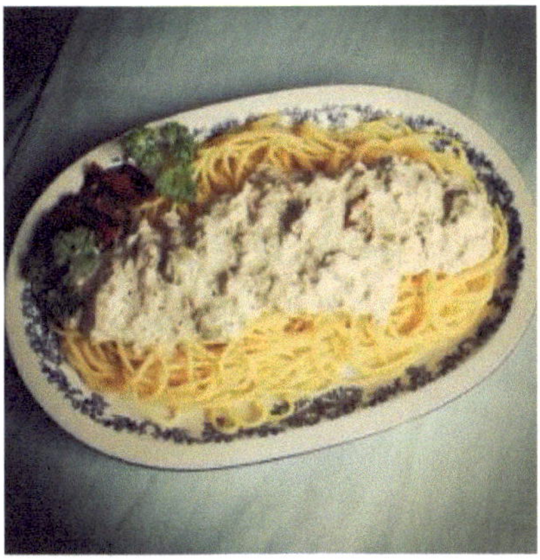

Tuńczyk jest bezobsługowy. Jedyny problem, jaki go dotyczy, to dylemat" w oleju czy w sosie własnym? Ja biorę zawsze w sosie własnym, bo jak będę chciała mieć tłustego tuńczyka, to sama dodam sobie np. oliwy – wtedy mogę to kontrolować.

Tuńczyk jest super, bo smakuje i na ciepło, i na zimno. Zastępuje treściwy wsad w obiadach dla wegetarian (proszę mi nie zarzucać, że wegetarianie nie jedzą ryb, bo większość z nich jednak ryby jada!), ma łatwo wyczuwalny smak. Steki z tuńczyka są piękne, ale drogie. Tuńczyk z puszki do zbyt urodziwych nie należy, ale i portfela nie obciąża. Generalnie: lubimy się z tuńczykiem!

Składniki

- makaron bezglutenowy
- puszka tuńczyka w sosie własnym (185 g)
- 200 g śmietany 18%
- 80 g sera typu feta
- 80 g suszonych pomidorów z zalewy

- ok. 15 zielonych oliwek
- ulubione zioła

Przygotowanie

To obiad z serii „wrzuć, wymieszaj i podgrzej" (mniej więcej w tej kolejności). Zatem: z makaronem wiesz, co zrobić. Suszone pomidory pokrój na mniejsze kawałki. Oliwki pokrój w kółeczka (czyli jak? wierzę, że sobie poradzisz). Fetę pokrój (choć bardziej adekwatne będzie słowo „podziab" – ta czynność wymaga mniejszej precyzji) na mniejsze kawałki. Na patelnię (mały ogień) wrzuć odsączonego tuńczyka, śmietanę, fetę, suszone pomidory, oliwki. Wymieszaj wszystko i podgrzewaj na małym ogniu. Dodaj ulubione zioła (np. prowansalskie, bazylię, oregano). Mieszaj i podgrzewaj do momentu, aż sos stanie się w miarę gładki oraz – to ważne – ciepły!

Uwaga, sos jest dość słony, więc dodawanie soli z pewnością można sobie darować.

Mozarella z brzoskwiniami

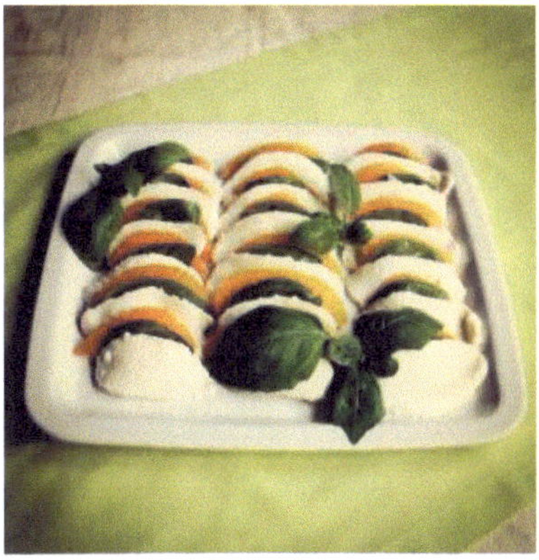

To był eksperyment. Prosty, ale eksperyment. Udał się, wszyscy przeżyli. Bezglutenowa przystawka minimalnym nakładem energii.

Jak słyszę „mozarella" myślę „pomidory i bazylia". Tak się złożyło, że zostało mi sporo brzoskwiń z puszki, a wieczorem mieli przyjść znajomi. Na kolację. No to taką przystawkę wymyśliłam. Spróbowałam kawałka mozarelli z kawałkiem brzoskwini. No dobre, bo brzoskwinia jest dobra i mozarella jest dobra, ale żeby to miało jakiś wyraz, to nie powiem. Zerwałam listek bazylii i jeszcze raz: kawałek mozarelli, kawałek brzoskwini, listek bazylii. No super! To się nie narobię, a przekąska będzie klasa!

Wszystkim smakowało. Bez sosu, bez niczego. Trzy składniki, poukładane jeden za drugim. Proste. To lubimy najbardziej!

Składniki

- 2 opakowania mozarelli
- brzoskwinie w puszcze
- świeże listki bazylii

Przygotowanie

Nie ma tu wielkiej filozofii. Wszystko robimy podobnie jak w przypadku mozarelli z pomidorami. Mozarellę pokrój w plastry, brzoskwinię z puszki podobnie – no dobra, może w półksiężyce. Listków bazylii nie musisz kroić, a co. Układaj na talerzu po kolei: plaster brzoskwini, listek bazylii, plaster mozarelli, plaster brzoskwini, listek bazylii, plaster mozarelli... Aż ci się talerz skończy. A potem kolejny rządek. Zerwij jeszcze kilka listków bazylii do ozdoby. No i gotowe! A syrop bo brzoskwiniach wypij prosto z puszki, kiedy nikt nie widzi.

Rozgrzewający napój imbirowy

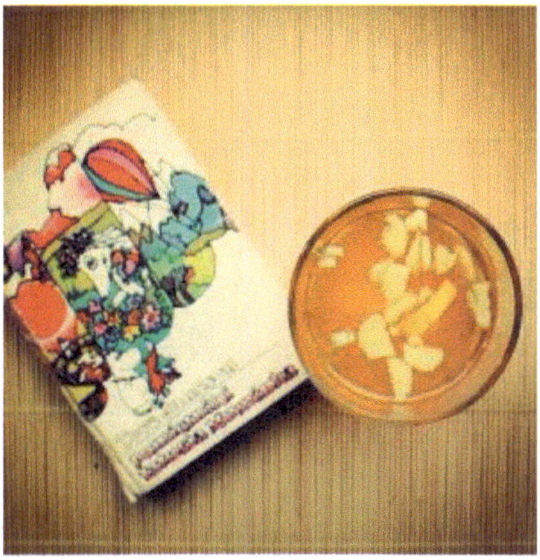

Niby żadna filozofia, ale nie każdy wie, jak można wykorzystać rozgrzewający potencjał imbiru, żeby napój był jednocześnie smaczny.

Nie wszyscy się lubią z imbirem. Ma dość ostry, intensywny smak. Imbir marynowany zjadany przed wsunięciem porcji sushi ma za zadanie oczyścić nasze kubki smakowe. No więc o czymś to świadczy! Imbir to taki gościu, który dość wyraźnie zaznacza swoją obecność. Jest więc trochę bezczelny. A nie wszyscy lubią ten rodzaj bezczelności.

Tak czy siak, rozgrzewający napój imbirowy to pozycja obowiązkowa, kiedy za oknem (lub, lepiej, na zewnątrz namiotu) leje jak z cebra (moja ulubiona wersja tego powiedzenia: leje jak zebra), a ty trzęsiesz się jak sprężynka przymocowana do działającego miksera. No tak, można oczywiście wlać w siebie kolejny kubek herbaty. Tylko po co?

Składniki

- ok. 1 cm korzenia imbiru
- grubszy plaster cytryny
- 2 łyżeczki cukru trzcinowego
- wrzątek

Przygotowanie

Obierz korzeń imbiru i pokrój na dość cienkie plasterki. Plaster cytryny pokrój na ćwiartki. Do kubka lub wysokiej szklanki wrzuć pokrojony imbir, cytrynę i cukier (nie wlewaj jeszcze wrzątku!). Łyżką stołową porozdrabniaj to, co masz w kubku/szklance – niech cytryna puści sok, imbir się porozpada, a cukier zacznie rozpuszczać w soku cytryny.

O tak:

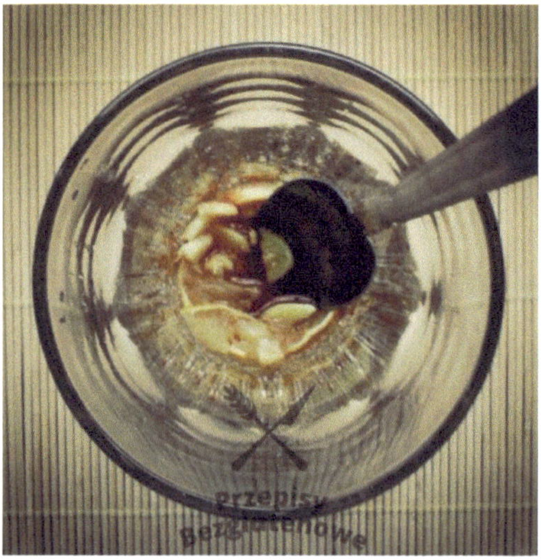

Kiedy cukier mniej więcej się rozpuści, zalej wszystko wrzątkiem i wymieszaj. Gotowe! Czas na książkę pod kocem!

Kurczak i quinoa na czerwono

Quinoa, czyli komosa ryżowa, jest dość droga. Ale to jedna z lepszych bezglutenowych kasz, które odkrywasz dopiero na diecie.

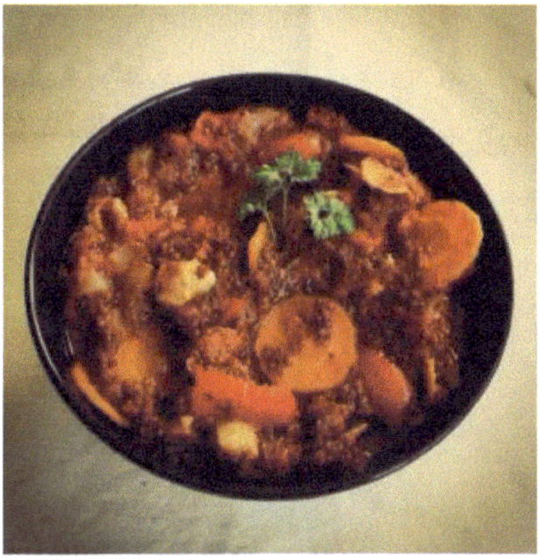

Komosa ryżowa? Quinoa? QUI-NOA? Q-I-N-O-A? Whaaat? Jak to się czyta? Nieważne. Ważne, że choć jest to kasza, to jest to jednak bezglutenowa kasza, a to brzmi dobrze. A samo słowo *quinoa* wygląda dobrze. Lepiej nawet niż nieco już spowszedniałe *sushi*, niż problematyczne *foie gras*, które mało kto jest w stanie przeczytać poprawnie.

No dobra, czemu quinoa to taka fajna kasza? I czy kasza w ogóle może być rozpatrywana w kategorii fajności, a nie zaszufladkowana z pulpetami, mielonymi, buraczkami na ciepło, mizerią czy ewentualnie bitkami wieprzowymi? No więc quinoa, w istocie, jest fajna. Jest po prostu FAJNA. Fajną ma strukturę, fajnie się ją gryzie, w ustach wyczuwa się jej delikatną szorstkość (delikatna szorstkość! to ci dopiero!), a nie papkowatość, która kojarzy się z kaszami.

Quinoa to kasza, którą odkrywasz dopiero na diecie bezglutenowej, bo wcześniej nie potrzebujesz sięgać po nieco zbyt drogie wynalazki. A bezglutenowiec pragnie nowych smaków, pragnie smaków różnorodnych, kiedy prawie wszystko jest zakazane. I wtedy wchodzi ona, quinoa, cała na biało... No, tym razem na czerwono.

Składniki

- 200 g piersi kurczaka
- 1 duża papryka
- 1 duża cebula
- 1 marchewka
- 2 puszki krojonych pomidorów
- 200 g czerwonej kaszy quinoa (komosa ryżowa)
- ulubione zioła: oregano, bazylia, zioła prowansalskie
- sól, pieprz

Przygotowanie

Pokrój kurczaka na kawałki. Paprykę i cebulę pokrój w niezbyt drobną kostkę. Rozgrzej tłuszcz na patelni i wrzuć paprykę i cebulę – poczekaj, aż cebula się zeszkli, po czym dorzuć kurczaka i usmaż. W tym czasie pokrój obraną marchewkę w bardzo cienkie plastry (im będą cieńsze, tym szybciej zmiękną podczas gotowania). Zawartość patelni przerzuć do garnka, dodaj marchewkę, dwie puszki krojonych pomidorów i przyprawy, zamieszaj wszystko. Od momentu zagotowania poczekaj jakieś 10 min, po czym dorzuć quinoę. Gotuj przez kolejne 20 min pod przykryciem, mieszając co jakiś czas. Quinoa nie zmięknie zupełnie, tak jak inne kasze, ale po 20 min gotowania na pewno będzie już dobra.

Więcej pomysłów na dania znajdziesz w publikacji *Kuchnia polska bez pszenicy*[11] autorstwa Marty Szloser i Wanda Gąsiorowskej Książka obfituje w liczne przepisy dostosowane do upodobań polskich smakoszy. Dzięki jej

[11] Wydawnictwo Bukowy las ; ISBN 978836348113-0 ; 2014 r.

lekturze można się przekonać, że wszystko jest możliwe. Wystarczy odrobina wiedzy pomieszanej z kreatywnością i jadane dotąd potrawy mogą zyskać zupełnie inny wymiar, i z pewnością zdrowszy.

VII. Wnioski

Po przeanalizowaniu wywiadu udzielonego przez gluten nasuwają się mi autorowi następujące wnioski.

Współczesna powszechna żywność zaburza stan flory jelitowej, zmniejszając jej różnorodność i ułatwiając zasiedlanie się szkodliwych gatunków bakterii.

Przykładowo, **gluten** znajdujący się w pieczywie, makaronach i pizzy zazwyczaj jest słabo trawiony. Wywołuje wówczas przewlekły stan zapalny jelita. Taki stan zapalny sygnalizuje zubożenie flory jelitowej.
Gluten działa porównywalnie do papieru ściernego, który cały czas „ściera" wewnętrzną ścianę jelit. Niszczy błonę śluzową chroniącą ścianę jelit. W tej błonie śluzowej znajdują się miliardy bakterii, bez których żadna osoba nie byłaby w stanie jelita oczyścić i utrzymać je w zdrowiu.
Kiedy ściana jelita stanie się porowata, przenikają przez nią do krwi różnego rodzaju szkodliwe substancje. Te substancje wywołują wiele szkód, m.in. przyspieszają magazynowanie tłuszczów.

Florze jelitowej szkodzą także **produkty zawierające cukier** i produkty, które szybko przekształcają się w cukry proste. Chodzi m.in. o glukozę pochodzącą z trawienia ziemniaków, fruktozę z soków owocowych oraz laktozę z produktów mlecznych. Ułatwiają one rozmnażanie się grzybów, które osłabiają odporność, wywołują ryzyko nadwagi oraz wywołują wiele innych poważnych chorób.

Dostępne dotychczas badania naukowe, publikacje książkowe oraz relacje osób wyleczonych z różnych chorób po odstawieniu glutenu wykazują bezsprzecznie, że temat nietolerancji glutenu należy traktować poważnie. Czynienie tego problemu ośmieszaną teorią spiskową znajduje posłuch u niedoinformowanej części społeczeństwa. W rzeczywistości jednak konieczne jest zbadanie dokładne jakiegoś zagadnienia, by uważać się za

„eksperta" w danej dziedzinie i wygłaszać własne poglądy czy krytykę. Na szczęście wzrasta liczba lekarzy, dietetyków, naukowców i dziennikarzy, który informują w sposób uczciwy o skali tego zjawiska.

Pszenica i inne zboża nie są tymi samymi, jakie spożywali nasi przodkowie. Zasadniczy problem tworzy rodzaj białek glutenowych obecnych w zmodyfikowanych zbożach, który powoduje trudności przy trawieniu, a także nadmierne ilości produktów zbożowych, które obecne są w codziennym pożywieniu w porównaniu z dietą naszych przodków.

Zmiana diety na bezglutenową pozwala pozbyć się poważnych dolegliwości oraz wyciszyć wiele przewlekłych chorób. Należą do nich: reumatoidalne zapalenie stawów, zapalenie stawów kręgosłupa, astma, zapalenie oskrzeli, egzema, migreny, stała utrata wagi, chroniczne bóle głowy, znaczne zaburzenia snu, zaniki pamięci, czy choroba Alzheimera, problemy z trawieniem, chroniczne zmęczenie, zaburzenia psychiczne, czy choroby autoimmunologiczne takie jak cukrzyca, stwardnienie rozsiane, artretyzm, choroba Leśniowskiego-Crohna, bulimia, egzemy; następuje również złagodzenie zespołu metabolicznego i cukrzycy typu 2, wyleczenie z problemów jelitowych, wyraźne obniżenie poziomu cholesterolu, poprawa gęstości kości, zanik dolegliwości skórnych, takich jak łuszczyca, afty, łysienie, ograniczenie stanów zapalnych i bólów gośćcowych. Dziś wielu ekspertów przyznaje, że choroby te wiążą się z naszą niezdolnością do prawidłowego trawienia zbóż.

Dlatego nie dziwi już dziś wzrastająca liczba osób skłaniających się ku diecie bezglutenowej. To nie jest moda ani problem psychologiczny. Dzisiejsza pszenica i inne zboża zawierające gluten są naprawdę obcym pożywieniem dla człowieka, ze względu na zaburzenia związane z trawieniem glutenu. Dieta bezglutenowa pozwala na poprawę zdrowia, co zdecydowanie można sprawdzić na sobie po próbie eliminacji tradycyjnych zbóż.

Warto pamiętać też, iż niepożądane skutki spożywania glutenu dotykają wszystkich. Ignorowanie niszczycielskiej mocy glutenu może okazać się zgubne w dłuższej perspektywie czasu. Nawet jeśli obecnie nie odczuwamy żadnych dolegliwości, mogą pojawić się one w przyszłości. Czy zatem nie byłoby uznać za rozsądne obecnie poznane fakty i przetestować samemu kuchnię bezglutenową?

VIII. Podziękowania

Szczególne podziękowania należą się wszystkim ekspertom, lekarzom, autorom książek, publikacji naukowych i twórcom portali internetowych, którzy badają temat nietolerancji glutenu i informują o skali tego zjawiska oraz o potencjalnych zagrożeniach na przyszłość.

VIII. O AUTORZE

Aleksander Wójcik wiceprezes Stowarzyszenia Polska Akademia Medycyny Ekologicznej, absolwentka Uczelni Łazarskiego wydziału Zarządzania i Marketingu, autorka publikacji *Czystek - śródziemnomorski cud natury, Nazywam się lekarski, Hyzop Lekarski* oraz *Wszystko MLM.*

IX. Bibliografia

Davis, William: *Dieta bez pszenicy*, Bukowy Las 2013

Davis, William: *Kuchnia bez pszenicy*, Bukowy Las 2013

Szloser, Marta; Gąsiorowska, Wanda: *Kuchnia polska bez pszenicy*, Bukowy Las 2014

Venesson, Julien: *Gluten: comment le blé moderne nous intoxique*, Thierry Souccar Editions, 2013

Perlmutter, David: *Brain grain*, Mosaik-Verlag 2014

Naturalnie zdrowym być, miesięcznik – nr. 7/14

Naturalnie zdrowym być, miesięcznik – nr. 9/14

Szczeblowska, Dorota; Hebzda Andrzej; Serwin, Dariusz; Wojtuń, Stanisław: *Celiakia – domena nie tylko pediatrii*, opublikowany: 30.06.2010

Czasopismo *E!stilo Magazine*, nr 1/2015

http://www.intolerancegluten.com/cuisiner_sans_gluten.html (13.05.2015)

www.celiakia.pl (14.05.2015)

http://www.zentrum-der-gesundheit.de/glutenfreie-ernaehrung-ia.html (15.05.2015)

http://www.intolerancegluten.com/cuisiner_sans_gluten.html (15.06.2015)

http://www.bioslone.pl/odzywianie/dieta-prozdrowotna (23.06.2015)

http://przepisybezglutenowe.pl (10-10-2017)

Spis treści

Od autora: 5

I. Nazywam się gluten.. 7

II. Moja szkodliwa działalność? 9

III. Na tropie tajemniczego glutenu 14

1. Dlaczego pszenica zajmuje czołowe miejsce na czarnej liście? 16

2. Szkodliwość najbardziej rozpowszechnionego zboża 18

3. Dieta wegetarian obfitująca w gluten 20

IV.Celiakia – choroba coraz lepiej poznana 22

1. Celiakia klasyczna 23

2. Postać celiakii atypowa 24

IV. Dieta bezglutenowa –moda czy konieczność? 27

1. Źródła problemu 27

2. Certyfikacja produktów bezglutenowych 29

3. Przegląd produktów bezglutenowych.. 30

oraz zawierających gluten 30

LISTA ZAKAZANYCH SKŁADNIKÓW 30

JAKIE PRODUKTY NALEŻY WYBIERAĆ? 32

4. Własna kuchnia bezglutenowa 37

VI Przykładowe przepisy potraw bez zawartości glutenu 39

Kasza jaglana z owocami i rodzynkami 40

Chleb kukurydziano-gryczany na szybko.. 42

Kurczak z porem i brzoskwiniami 44

Kurczak curry z papryką 46
Chipsy jabłkowe 48
Obiad „5 x wege" 50
Czekolada daktylowo-śliwkowa – 52
do smarowania 52
Bezglutenowe kotlety gryczane 54
Aksamitny mus gruszkowy 56
Ciasto czekoladowe z cukinią (bez cukru!) 57
Bezglutenowe kotlety jajeczne 59
baton musli 61
Makaron z tuńczykiem w słonym sosie 63
śmietanowym 63
Mozarella z brzoskwiniami 65
Rozgrzewający napój imbirowy 67
Kurczak i quinoa na czerwono 69
VII. Wnioski 72
VIII. Podziękowania 75
VIII. O autorze 76
IX. Bibliografia 77
Spis treści 79

Made in United States
Troutdale, OR
11/03/2026

56844687R00046